Introduction

Le fist est une pratique très jouissive qui se démocratise de plus en plus. Et il n'existe pas de livre digne de ce nom sur le sujet. J'ai décidé de combler ce manque et de tenter de répondre aux questions que l'on peut se poser sur cette pratique.

Ce livre se divise en 4 parties :

- La première traite de l'histoire du fist
- La seconde vous détaille la pratique du fist
- La troisième traite de la recherche de partenaires de jeu
- Enfin la quatrième s'arrête sur le fist et vous

1. Histoire du Fist Fucking

Les premiers éléments de l'histoire du fist fucking remonte aux années 1960 aux USA.

Il est très possible que le fist ait été pratiqué avant cette période comme nous le suggère deux lignes de l'autobiographie d'Edmund White "Fist fucking, as one French savant has pointed out, is our century's only brand new contribution to the sexual armamentarium" (Le savant auquel se réfère Edmund White serait Michel Foucault), mais l'histoire n'en a pas conservé de traces écrites.

Donc rien chez les grecs, chez les romains, pas d'évocation du fist au Moyen-Orient, dans les gravures licencieuses, les photos pour adultes du XIXème siècle ou dans les films pornos du début du XX ème siècle.

Toutefois le Marquis de Sade dans La Philosophie dans le boudoir, publiée en 1795 parle d'une main enfoncée «jusqu'au poignet» dans un anus.
"Et vous, madame, soignez donc mon cul: il s'offre à vous... Ne voyez-vous donc pas comme il bâille, mon foutu cul?... ne voyez-vous donc pas comme il appelle vos doigts ?... Foutredieu ! mon extase est complète... vous les y enfoncez jusqu'au poignet !... Ah ! remettons-nous, je n'en puis plus... cette charmante fille m'a sucé comme un ange..."

En 1960 est crée le TAIL ou Total Anal Involvement League, la Ligue pour l'engagement anal total. Elle regroupe 1500 personnes qui pratiquent le fist fucking.

Pour qu'une telle ligue émerge et ait autant d'adeptes, la pratique est évidemment plus ancienne.

Pourtant le rapport publié par le docteur Alfred Kinsey en 1948 sur les comportements sexuels masculins n'en fait pas état. Pas plus que son second rapport sur les comportements sexuels féminins publié en 1953.

Cette pratique est peut-être passé sous son radar, encore trop confidentielle à ce moment la.

L'anthropologue américaine Gayle Rubin publie en 1991 une étude nommée "Les Catacombes. Temple du trou du cul" consacrée aux Catacombes, un club privé localisé dans le quartier de Mission District, au sud de la 21e rue, à San Francisco, tenu par Steve McEachern.

Ce club ouvre le 7 mai 1975 et fait rapidement grand bruit, au point de devenir le lieu de ralliement de tous les amateurs de fist fucking des USA puis du monde.

Deux pièces permettaient le fist fucking, elles étaient nommées le Donjon et la Suite Nuptiale.

Chose intéressante, Steve est bi, il a eu une maîtresse, Cynthia Slater, qu'il n'hésite pas à inviter à ses soirées.
Celle-ci invite à son tour ses amies, ses maîtresses, qui invitèrent à leur tour leurs amies et leurs maîtresses.

Ce club était mixte, accueillant des hétéros, des bi, des lesbiennes, des gays, tout en organisant des soirées spécialement pour les lesbiennes ou pour les gays.
Les frontières du sexe n'existaient pas et il y avait à peu près autant de femmes que d'hommes qui fistaient.

Malheureusement Steve mourut d'une crise cardiaque 1981 et le club ferma.

Le fist continua son développement dans des lieux consacrés au BDSM.

Dès 1976, inspiré par les pratiques des Catacombes, un film français réalisé par Philippe Valois contient une scène de fist : Johan, un été 75.
Le film fait scandale à Cannes et la scène est coupée pour que le film ne soit pas classé X.

Elle sera finalement rajoutée en 2006 pour la sortie du film en vidéo.

Le fist apparait de plus en plus souvent dans les vidéos, il donne lieu à des performances parfois extrêmes et à une surenchère.

Cette pratique, plutôt gay à ses débuts, touche désormais toutes les sexualités et connait un fort développement dans les années 1990.

Ainsi, à la fin du XXème siècle, pour faire le plein, le Palace, une boite de nuit à Paris a présenté un show spécial.
Une belle femme noire s'autofistait le vagin au poing.

Dans le rapport d'Alfred Spira et Nathalie Bajos et le groupe ACSF sur les comportements sexuels en France publié en 1993, 6% des gays interrogés déclarait pratiquer le fist.

Toutefois, il y a toujours une honte et un tabou à parler de sa sexualité, surtout si elle est extrême, on peut supposer qu'il y a bien plus de 6% des gays qui pratiquent le fist.

Malheureusement seuls les gays ont été interrogés au sujet du fist, aucune autre statistique n'est disponible !

Toutefois 6% de la population gay, cela reste énorme.

Ceci prouve que le fist touche désormais non plus seulement la communauté BDSM, mais bien monsieur et madame tout le monde !

Pourquoi un développement aussi fort ? Peut-être en réponse au VIH, à la capote mais aussi face à la banalisation des rapports hards ou du SM.

Le fist impressionne moins et le plaisir qu'il procure est tellement fort qu'il interpelle et attire à lui de nouveaux adeptes.

On trouve désormais des slings pour le fist dans de nombreux sexclubs et des lieux libertins.

Il existe également des soirées dédiées au fist et des lieux dédiées comme la célèbre Fistinière, havre de paix du fist depuis 2007.

La graisse pour le fist et les gants se trouvent dans tous les sexshops en ligne.

Le fist s'est démocratisé et compte toujours plus d'adeptes et de personnes curieuses de connaître l'histoire du fist fucking !

La Pratique du Fist

2. Comment s'échauffer avant le fist ?

Le fist est comme un sport. Comment s'échauffer avant le fist ?

S'ils ne veulent pas risquer le claquage, progresser vers un fist plus profond sans se faire mal et prendre de plus en plus de plaisir le fisteur et le fisté doivent s'échauffer.

Voyons comment s'échauffer mentalement et physiquement !

Echauffement physique pour le fisté

Quelques heures avant le fist, vous pouvez glisser un plug anal dans votre anus, afin que vos muscles anaux soient plus détendus.

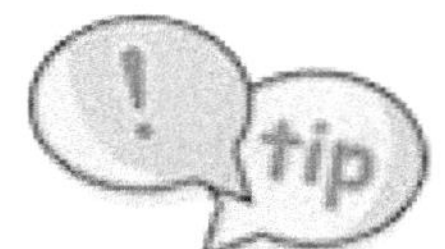

En outre les mouvements imprimés au plug par votre activité permettent de solliciter les muscles internes et vous donnent du plaisir.

Vous pouvez aussi avoir recours à un plug ou un gode gonflable ou à un anuscope, autrement appelé speculum pour étirer les sphincters, améliorer la souplesse de vos muscles avant le fist.

Quand sera venu le moment du fist, vos muscles anaux seront déjà tièdes voir chauds.

Vous pouvez pratiquer quelques étirements des fessiers pour réchauffer vos muscles et permettre à votre corps d'être bien aligné. Ce qui facilitera le passage du poing et du bras de votre partenaire.

Autre solution, quelques postures de yoga ou les applications pour faire du sport vous permettent de vous échauffer et de vous assouplir.

Pensez aussi à pratiquer régulièrement un sport plus intense pour évacuer le stress, vous aider à apprécier et valoriser votre corps, à mieux vous connaître, à gérer votre rapport à la douleur et votre endurance physique.

Le fist dure longtemps, l'endurance est capitale.

Si vous vous sentez bien et en confiance, le fist ne s'en déroule que mieux.

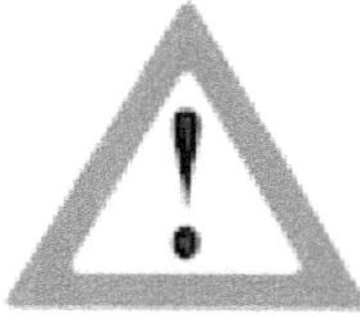

Evidemment faites bien attention à ce que vous mangez et buvez. L'alcool rend le fist plus compliqué, vous vous sentez fatigué, votre envie est moindre et votre cerveau embrumé.
Même remarque pour les drogues qui en général sont un frein au fist.

Echauffement mental pour le fisté

Plusieurs points sont essentiels pour le fisté pour que le fist se passe bien.

Vous devez avoir envie de vous faire fister, envie d'éprouver du plaisir et de sentir une main en vous mais vous devez aussi éprouver une immense confiance pour votre partenaire.

En outre, vous devez être mentalement détendu et prêt à vous faire fister.
Si vous vous disputez avec votre partenaire, il n'y a vraisemblablement pas de fist mais vous faites peut-être l'amour pour vous réconcilier (la fameuse réconciliation sur l'oreiller).

Le fist est une pratique exigeante qui demande confiance, relaxation et envie. Supprimez l'un des paramètres, le fist n'a pas lieu !

L'envie de se faire fister et d'éprouver du plaisir n'appartient qu'à vous.

La confiance dépend de votre partenaire, aussi choisissez le avec soin et n'hésitez pas à en changer si les choses ne se déroulent pas comme vous le voulez.

Vous pouvez travailler sur la détente mentale et corporelle avec des routines à mettre en place qui disent au cerveau de se détendre.

Cela passe par les sens : l'ouïe, l'odorat, la vue et le toucher.

L'ouïe en écoutant une musique ou un style de musique qui vous détend et en continuant la diffusion pendant le fist.

L'odorat en diffusant des huiles essentielles relaxantes ou apaisantes.

La vue en regardant ou en visualisant dans votre tête des photos ou des moments heureux de votre vie.

Le toucher avec un tissu ou un objet qui vous rassure ou dont vous aimez le contact, un peu comme un doudou, ce peut être le cuir du sling par exemple.

Mon conseil c'est de prévoir du temps pour vous, une demi-heure à ne rien faire et vous détendre avant la douche anale.
Et quand je dis "ne rien faire", c'est vraiment rien du tout.

Pas de rangement, de vaisselle, de ménage, non, regardez vous le nombril, détendez-vous.
Installez vous avec un verre d'une boisson non alcoolisé, pensez à vous, évacuez toutes les pensées négatives et les soucis qui vous agacent au quotidien.

Centrez-vous sur vous. Ca fait très yoga, méditation, pratique new-age, mais ça marche.
L'esprit gouverne le corps : s'il est détendu et heureux, votre intestin et votre anus le sont aussi.

Puis, allez à la douche, faites votre lavement anal et enfin revenez vous détendre.
Cela vous permet de vérifier que le lavement a bien fonctionné : votre colon est complètement détendu et relâche une quantité supplémentaire d'eau que le stress l'avait fait retenir.

C'est le signe, vous êtes dans un état parfait pour le fist.

N'hésitez pas non plus à échanger avec votre partenaire, une conversation banale, pour prendre de ses nouvelles depuis la dernière fois, boire un verre, échanger et rire.
Ainsi vous serez heureux et vous évacuez les sujets annexes, vous pourrez vous concentrer plus facilement sur le fist.

Enfin essayez de conserver cet état d'esprit, joueur, positif et détendu durant le fist.
On se pose toujours des questions à base de "Et si .. ?" avant et durant l'action, surtout au début ou quand on doute, que le fist ne va pas comme on veut.

"Et si mon lavement n'a pas bien fonctionné ?" "Et si le fisteur est brusque ?" "Et si le fisteur ne sait pas s'y prendre ou ne respecte pas les limites que je lui fixe ?"

Pour pallier à cela, il faut surmonter ses craintes quand au fist.
Il faut surtout avoir confiance en son partenaire, ce qui permet de surmonter ses craintes.
Enfin il faut avoir confiance en soit, en ses capacités et pour cela il faut pratiquer.

Ne jouez jamais avec quelqu'un sur un coup de tête, commencez par faire connaissance, discutez une demi-heure, une heure, que ce soit au bar ou en ligne, voyez si vous voulez la même chose.
Et si vous ne le sentez pas, remettez à plus tard ou ne jouez pas !
Cela vaut pour le fisté comme pour le fisteur.

Echauffement physique pour le fisteur

Commencez par étirer vos bras et vos mains, votre dos, vous allez beaucoup les solliciter dans les heures qui viennent, vous aurez besoin de doigté et de précision.

Au quotidien, pratiquez un sport qui demande de la précision, de la concentration et du toucher.

Un sport ou on l'on doit viser, tirer par exemple.

Echauffement mental pour le fisteur

Quand vous rencontrez le fisté, commencez par prendre un verre et bavarder, comme nous venons de le voir.
Cela évacue vos tensions, vos sujets qui vous stressent.
Vous êtes heureux, centrés et concentrés.

Travailler sur votre concentration, votre intuition et votre écoute.

Vous devez être concentré pour progresser lentement dans l'intimité du fisté, ne pas le blesser, vous adaptez à la géographie de son intérieur et à ses méandres.

Vous devez également vous en remettre à votre intuition pour l'aider à se détendre, lui donner du plaisir grâce à vos caresses anales, sans voir ce que vous faites et lui permettre d'être fisté.

Vous devez écouter les réactions physiques internes du fisté, son langage corporel externe et ce qu'il vous dit.
Changez et faites évoluer le fist en conséquence.

Enfin vous devez avoir confiance en vous, en votre capacité à fister et à écouter, à donner du plaisir au fisté et confiance en votre partenaire.
Comme le fisté, faites taire les petites voix qui vous déconcentrent et minent votre confiance à base de question en "Et si .. ?"

Il faut connaître son partenaire à minima, ne sautez pas sur le premier venu, établissez le contact, faites connaissance, voyez si vous cherchez la même chose et prenez votre temps.

3. Comment faire le lavement anal avant le fist ?

Lors du fist, l'une des points de blocage, c'est la saleté.
Par définition, un anus sert pour expulser les selles.

On n'a donc pas très envie de fister son partenaire et de se retrouver le poing couvert de ses excréments et d'être affecté par ses bactéries.

Mais si on pouvait laver cet anus et le récurer, ce blocage disparaîtrait.
D'ou l'idée du lavement anal en profondeur, une méthode pour nettoyer à fond et qui vous permet de sodomiser ou de fister le receveur.

Pourquoi un lavement anal avant le fist est-il intéressant ?

Un lavement anal est intéressant car il permet au fisté de se décontracter avant le fist.
Surtout si c'est une première fois.

D'abord parce qu'il oblige à introduire une canule de douche ou l'embout de la poire à lavement dans l'anus.

Ensuite parce que l'eau injectée va prendre de la place et forcer les muscles anaux du receveur à se décontracter.

Enfin parce que, si ce lavement anal se passe bien, il va rassurer l'homme receveur du fist sur la propreté de son anus. Il se détend plus facilement quand le donneur insère son poing en lui.

Que faut-il savoir avant le lavement pré fist ?

Le premier lavement de l'anus n'est jamais une réussite, vous êtes en phase d'apprentissage, quoi de plus normal.

Recommencez une autre fois, persévérez et améliorez vous.

Conclusion, faites plusieurs essais à blanc chez vous pour mieux appréhender le lavement anal.

Le lavement anal profond nettoie les excréments mais il évacue votre faune et votre flore intestinal, celle qui vous permet de digérer les aliments. Mangez un ou plusieurs yaourts après le fist pour la restaurer.

En outre le nettoyage de l'anus rend la muqueuse anale plus fragile, votre risque d'être victime de micro lésions ou de lésions s'accroit.

Si vous y ajoutez les frottements dus au fist, vous comprenez pourquoi vous devez faire attention et ne pas abuser des lavements anaux pour rester en bonne santé.

Pour les IST et les MST, l'anus est une porte d'entrée merveilleuse vers le corps, surtout en cas de lésions anales, c'est pour cela que vous utilisez un préservatif pour la sodomie et des gants pour le fist.

Vous ne pouvez pas protéger votre poire à lavement, votre seringue ou votre canule de douche contre les infections. Par contre vous pouvez les désinfecter avec un produit nettoyant désinfectant pour sextoy avant et après le lavement anal.

Pour les mêmes raisons, ne prêtez pas votre seringue, votre poire ou votre canule de douche, n'empruntez pas le matériel de douche anale d'autres personnes.

Quel régime alimentaire suivre avant un lavement pour le fist ?

Pour faciliter l'évacuation de vos selles, certaines nourritures sont à éviter et d'autres à privilégier.

Eviter les nourritures trop grasses ou épicées le jour précédent et le jour suivant le fist anal. Faites une croix sur les fast food, les aliments frits ou trop pimentés qui peuvent irriter votre intestin et rendre le lavement douloureux ou compliqué.

Si vous révérez les cuisses de poulet frites et pimentées, attendez le surlendemain du fist pour les consommer.

De même pas de nourriture laxative qui facilite le passage à la selle : par exemple les épinards, les prunes, le melon.

En outre les épinards sont une horreur à laver : avec leurs petits morceaux collants et verts, le nettoyage anal prend des heures, on a l'impression qu'on ne sera jamais propre. Idem pour les brocolis, c'est du vécu.

Tenez vous à l'écart des aliments qui provoquent des gaz : oignon, chou fleur, haricots rouges. Mais aussi des sauces qui colorent vos selles et dont vous aurez le plus grand mal à vous débarrasser, comme le ketchup, le sriracha, très épicé de surcroit.

Et enfin pas d'alcool, car il rend la digestion plus lente et la douche anale moins efficace.

Prenez aussi en compte votre digestion : comment et à quelle vitesse digérez-vous les aliments ? Est-ce que certains aliments ont un effet radical sur votre digestion au point de vous faire courir aux toilettes ou de vous constiper ?

La veille du fist, mangez légèrement. Privilégiez une alimentation simple avec un féculent comme le riz complet, de la viande blanche ou du poisson et un légume. Les légumes restent dans votre système digestif entre 12 et 18h. Comptez 24h pour la viande. C'est ce qui sera dans votre tube digestif au moment du fist.

Privilégiez les fibres, que ce soit dans votre alimentation ou en complément alimentaire. Les fibres nettoient l'intestin, tout s'y accroche : cela rendra la douche anale plus rapide et simple.

Dormez suffisamment, le fist entre hommes est une pratique sexuelle qui provoque beaucoup de plaisir et qui est fatigante.

Le jour du fist, sautez le petit déjeuner si vous le pouvez. Le déjeuner sera léger et composé de protéines. Le dîner sera composé de sucres lents comme le riz complet ou les pâtes, très utiles pour garder toute votre énergie lors de la soirée fist.

Après le fist vous aurez sans doute faim, prenez quelque chose à grignoter. Si vous pouvez prendre du yaourt c'est parfait pour remplacer la flore bactérienne. C'est aussi un moment de convivialité et de détente avec vos amis après avoir joué, un moment privilégié pour reparler du fist et voir ensemble ce qui vous a plu et déplu.

Enfin pensez à manger un petit quelque chose dix minutes avant le lavement, comme une pomme ou un fruit.
Cela active la digestion et facilite le nettoyage de votre anus.

Dernière astuce, une activité physique régulière et quotidienne améliore la digestion et votre santé. C'est du bonus, n'hésitez pas.

Que choisir pour faire son lavement anal avant le fist ?

Selon vos préférences mais aussi le lieu ou vous vous trouvez, il existe 4 produits différents pour faire son lavement anal profond.

D'abord le plus classique et que vous aurez le moins de mal à trouver : la poire à lavement confortable. Elle est disponible en magasins pour adulte en ligne.

Vous pouvez aussi demander ce matériel en pharmacie mais évitez de rougir !

La contenance de la poire de lavement varie de 150 à 400 ml selon les modèles, ce qui n'est pas énorme, il faut la remplir d'eau et la vider en soit plusieurs fois.

Attendez-vous à avoir des flatulences ensuite car vous faites rentrer de l'eau et de l'air en même temps avec cet accessoire. Concerto garantie.

Il existe des poires à lavement jetables qui sont pliées très serrés. Parfait si vous partez en voyage et tenez à avoir une poire pour laver votre anus qui ne prenne pas de place dans votre sac.

Sur le même principe, il existe des seringues médicales en laiton pour faire des lavements.

Intéressant si vous aimez les séances médicales et vivre vos fantasmes sans retenue avec un docteur vicieux ou une femme médecin autoritaire.

Plus gros et plus encombrant mais d'une capacité supérieure, le sac à lavement anal.
Le résultat est identique mais nul besoin de remplir le sac pour lavage de l'anus plusieurs fois.
Vu sa taille, un seul remplissage suffit pour un lavement anal.

Enfin si vous avez accès à un point d'eau avec un robinet et un flexible, ayez recours à une kit avec une canule de douche pour laver en profondeur votre anus.

Ou à une canule de douche droite et traditionnelle pour nettoyer vos fesses.

Avec cet accessoire pour le lavement anal, vous réglez la température de l'eau aisément et vous vous lavez aussi longtemps que vous le voulez.

Le lavage de votre fondement est très confortable et c'est la solution matérielle que beaucoup de receveurs privilégient.

Enfin pour les receveurs aventureux ou bricoleurs, insérez directement un flexible ou une pomme de douche directement dans votre anus est une très mauvaise idée.

Deux raisons : d'abord ce matériel n'est pas poli, les bords peuvent être saillants ou coupants.
Il y a un risque de blessure et de saignement : privé de fist !

Ensuite le flexible ou la pomme de douche sont sales, ils ont trainé dans la baignoire et ils sont couverts de bactéries.
Même si vous êtes un parangon de propreté.

Pour faire pénétrer dans votre anus le matériel pour le lavement anal profond : lubrifiez votre matériel avec un gel glissant à la silicone, comme s'il s'agissait d'un sexe en érection. Il rentrera d'autant plus facilement.

Enfin petite astuce, si vous êtes dans une chambre d'hôtel sans matériel, mais que vous voulez faire un mini lavement anal, achetez une bouteille d'eau au distributeur.

Ouvrez la et pressez la, sans faire entrer le goulot, contre votre anus, cela rafraîchit et nettoie votre anus.

Seconde petite astuce pour vous détendre : le poppers ! Ca marche pour la sodomie, le poppers relaxe vos muscles anaux, ça fonctionne aussi pour faciliter le lavement anal avant le fist.
Vos muscles sont plus détendus, votre anus évacue plus facilement vos selles.

Comment faire le lavement anal avant le fist ?

Le lavement anal de votre gros intestin prend du temps : comptez entre une heure et demi et deux heures la première fois.
Une heure au maximum quand vous devenez un expert.
Et ajoutez ensuite une heure de repos pour récupérer et être au top pour votre fist.

Faites vos premiers lavements anaux avant le fist à blanc.
Ainsi vous ne vous stressez pas et vous apprenez de vos erreurs, vous êtes plus confortable lorsque le lavement de votre anus est suivi d'un fist.

Pour qu'un lavement anal en profondeur réussisse, la détente est la clef.
Voici quelques idées pour être bien détendu.
Réappliquez les pour vous préparer au fist.

Si vous êtes chez vous, commencez par aller aux toilettes et restez y le temps nécessaire pour aller à la selle, sans forcer.

Prenez ensuite un bain ou une douche chaude pour détendre vos muscles.

Puis diffusez des huiles essentielles relaxantes : à base de mandarine, d'orange amer, de camomille romaine, de marjolaine à coquille, de lavande fine.

Ensuite, montez le chauffage dans la pièce pour que la température y soit agréable : la chaleur de la vapeur peut vous aider grandement.

Par la suite, diffusez une musique relaxante.

Puis, travaillez sur votre respiration : inspirez et expirez calmement pour que vos muscles se relaxent.

Enfin pesez-vous et notez votre poids, cela vous aidera à savoir par la suite s'il reste beaucoup d'eau dans votre intestin.

Désinfectez votre matériel avec un gel nettoyant pour sextoys : ainsi vous éliminerez le plus possible de bactéries.

Retirez le capot de la bonde de la douche ou de la baignoire pour évacuer plus rapidement les eaux sales.

Si vous utilisez une canule, vissez la au flexible de douche.
Faites couler l'eau et réglez la à une température aussi proche que possible de la température corporelle pour éviter de brûler les muqueuses anales. Visez les 37°C.

Côté pression de l'eau, il est possible de rompre le colon si la pression est trop forte, donc allez y doucement.
Posez la paume de douche sur le sol, orientée vers le plafond, le jet doit mesurer 10 cm environ.

Remplissez la poire à lavement d'eau chaude ou jouez avec la canule contre votre anus. Vérifiez la pression du jet d'eau, il ne doit pas être trop fort.

Enduisez la canule ou l'embout de gel lubrifiant à base de silicone : il résiste à l'eau et vous permettra une pénétration confortable.

En parlant de pénétration, quelle posture privilégier ?
Plutôt sur le côté, sur le dos, debout et un peu penché, à quatre pattes ..

Cela dépend de votre équipement à la maison : douche, baignoire, jacuzzi mais aussi de la ou des positions que vous appréciez et qui vous permettent d'insérer confortablement le matériel de lavement anal entre vos fesses.

Avec la canule de douche, toutes les fantaisies sont possibles, vous pouvez jouer.
L'eau coule aussi longtemps que vous en avez besoin pour que votre fondement soit propre.

Avec la poire à lavement, privilégiez un lavement efficace et une insertion facile car vous reviendrez plusieurs fois à la charge.

Introduisez ensuite l'embout ou la canule en vous. Elle ne glissera pas très loin tout de suite, vu votre état nerveux, mais c'est un premier pas.

Vous vous détendrez et vous pourrez l'enfoncer plus loin au fur et à mesure.
Lavez ensuite l'anus en douceur et expulsez immédiatement l'eau qui est en vous.

La sensation de remplissage de votre anus et de votre intestin est extraordinaire, mais si vous conservez l'eau trop longtemps en vous, vos muscles risquent de se resserrer et vous ne pourrez plus l'expulser.

Combien de temps prend le remplissage avec l'embout de douche ? Pour remplir votre rectum, comptez 5 secondes. Pour un lavage de votre intestin, comptez 30 secondes de remplissage.
Il n'est pas sur que vous teniez 30 secondes, vous aurez peut-être des crampes avant. Faites une petite pause, relaxez-vous (mais retenez l'eau en vous) et recommencez le décompte là ou vous l'aviez arrêté. C'est important, sinon le lavement anal va prendre beaucoup plus de temps.

Si vous utilisez une poire à lavement d'environ 300 ml, insérez le contenu d'une poire entière pour nettoyer exclusivement votre rectum. Si vous lavez votre intestin, insérez le contenu de 6 à 10 poires en vous avant de l'expulser.

Evacuez l'eau avec toutes vos selles en vous servant de la pression de la pomme de douche. Ne vous en faites pas s'il y en a partout, c'est toujours ainsi pour tout le monde.

Toutefois, une bonne partie de l'eau reste dans le colon descendant de votre gros intestin ce qui engendre des crampes. Pour le vérifier, pesez-vous de nouveau.

Pour évacuer cette eau, faites un peu de sport dans la salle de bain ou à proximité immédiate : quelques abdominaux, quelques squats, marchez, bougez le ventre, pendant cinq minutes.

Vous pouvez aussi utiliser des positions du yoga.
- Allongez-vous sur le flanc gauche et relevez votre jambe droite
- Les pieds et les mains au sol, relevez votre ventre
- Agenouillez vous et posez vos fesses sur vos pieds

Enfin essayez des "exercices de danses" dans votre baignoire ou votre douche
- Faites bouger votre ventre de gauche à droite en poussant de part et d'autre de votre anus avec votre index et votre majeur
- Presser votre ventre dans le sens des aiguilles d'une montre (c'est aussi le sens utilisé par votre intestin pour évacuer ce qu'il contient) et doigter vous en profondeur avec un gant en latex lubrifié recouvert de gel, essayez d'atteindre le sigmoïde et de l'ouvrir pour permettre le passage de l'eau.

Cette activité physique va pousser l'eau vers la sortie.

Répétez le lavage plusieurs fois, comptez 5 fois au minimum, l'eau, d'abord sombre, va s'éclaircir au fur et à mesure.

Comment savoir si vous êtes propre ?
- Si votre intestin émet des grognements, vous n'êtes pas propre
- Si l'eau sent mauvais, il reste encore des excréments à l'intérieur, continuez
- Si l'eau qui sort, après être restée longtemps, est claire et ne sent rien, alors vous êtes propre
- Si l'eau contient du mucus intestinal (ça ressemble à de la morve, ça a l'air gluant) alors vous avez fini
- Si vous vous sentez vide et que vous avez quelques crampes alors c'est bon signe : avec le temps vous identifierez ce signe de mieux en mieux

L'eau est-elle claire ? Bravo vous avez réussi votre lavement anal !
Sinon, il faut remettre le couvert et reprendre le lavement.

Sachez que vous pouvez utiliser de l'eau froide pour accélérer la fin du lavage. C'est efficace avec certaines personnes mais cela provoque des crampes puissantes.
Enfin chacun est différent, vous pouvez avoir besoin de plus ou de moins de lavages, adaptez ce guide du lavement anal avant le fist à votre corps.

Parfois, il n'y a rien à faire, on a beau lavé et relavé, l'eau n'est jamais claire, le lavement anal est un échec et ne marche pas.

Ce sont des choses qui arrivent et votre acharnement fait plus de mal que de bien : lésion anale, destruction de la flore intestinale, sans compter des crampes au bout d'un moment.

Remettez le fist à une autre fois.

Enfin n'oubliez pas, le lavement fini, de désinfecter et nettoyer le matériel avec votre désinfectant bio.

Le lavement anal parait compliqué mais il s'apprend rapidement. S'il est chronophage au début, vous en maitrisez bientôt toutes les étapes et vous le faite rapidement.

Méthode alternative pour le lavement anal avant le fist

On m'a donné cette méthode dernièrement mais je ne l'ai encore jamais mis en pratique.

Toutefois je vous la partage, essayez la et voyez si elle est efficace pour vous.
D'abord cette méthode ne prend que 15 minutes, ce qui est plus rapide !
Ensuite elle ne nécessite pas trente six lavages mais deux.

Toutefois elle suppose que vous preniez de manière régulière des fibres, soit grâce à un complément (2 cuillères à café par jour) soit grâce à une alimentation riche en fibres.
Cela change tout, car les fibres nettoient l'estomac, comme si vous y passiez le balai, tous les éléments qui y stagnent s'y accrochent et sont emmenés vers le rectum et la sortie.

Faites une douche anale pas trop profonde : suivez la méthode vu plus haut.
Laissez couler l'eau 10 secondes en vous, soit avec une canule de douche, soit insérez l'équivalent de deux poires anales.

Puis gardez l'eau en vous et faites autre chose, comme préparer le sling, sortir le matériel...
Votre gros intestin va aspirer l'eau et cela va activer le colon, qui va en réponse se dépêcher de tout évacuer.
Vous allez rapidement avoir envie d'aller aux toilettes.

Attendez le dernier moment, précipitez-vous sous la douche ou dans la baignoire, dirigez le jet d'eau tiède de la pomme de douche sur votre anus pour l'aider à se détendre et faciliter l'évacuation.
Tout devrait sortir ou quasiment.

Faites un second lavement similaire et l'eau devrait sortir claire ou presque.

Voici comment se déroule un fist anal par le menu. Ce guide du déroulement du fist ne traite pas du lavement.

Le lavement anal fait l'objet d'un chapitre à lui tout seul, car il est capital.

Dans ce mode d'emploi du fist, nous commencons par sélectionner les gants et le lubrifiant gel pour le fist, nous passons en revue la préparation mentale puis nous voyons comment faire rentrer ses doigts puis son poing sans danger ni douleur dans l'anus pour mieux fister son partenaire.

Pour clôturer le jeu, comment retirer son poing après le fist.

La sélection du gel pour fist et des gants

En ce qui concerne le gel pour fist, il est obligatoire. Un anus ne se lubrifie pas tout seul.

Prenez un lubrifiant à base d'eau et de silicone : ils sont très glissants, adaptés au fist et compatibles avec le caoutchouc et les préservatifs.

Idéal pour fister avec des gants, parfait si vous souhaitez faire l'amour avec votre partenaire pendant ou après le fist.

Vous pouvez vous tourner vers la graisse à fist Mister B classic, qui existe aussi en version chauffante ou anesthésiante mais aussi vers un spécialiste du fist, le boy butter h2o en pot ou encore vers un produit détourné de son usage premier, le J Lube extra glissant qui est un produit pour l'obstétrique vétérinaire.

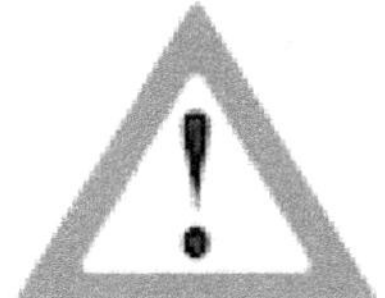

Pour les gants si vous voulez faire un fist profond, prenez des gants longs en latex pour le fist ce sera bien plus efficace et plus propre.

Pour un fist gay classique des gants courts à usage unique sont adaptés.

Mais que votre fist soit profond ou non, mettez des gants.

La préparation mentale pour le fist anal

Vous aurez du mal à vous faire fister les premières fois, notamment parce que votre cerveau fait un blocage mental. Votre cerveau a peur de la douleur provoquée par le fist et s'imagine que le fist est dangereux.

Et ceci des deux côtés, que ce soit du coté du fisteur ou du fisté.

Le fisteur se retrouve au plus profond de l'intimité d'une personne, il doit être concentré sur ses gestes.
Le fist entre mecs ce n'est pas facile.
En outre l'anus est une zone tabou, qui peut provoquer des répugnances.

Le fisté manque de confiance en lui et a peur de l'inconnu. Il laisse une personne le pénétrer en profondeur, il a peur que le fist lui fasse mal, que son anus ne se referme pas, de saigner s'il est blessé, des dangers du fist.

Il doit apprendre à se laisser faire et à donner son corps aux mains de son partenaire. Le fist anal s'apprend en pratiquant au fur et à mesure.

Il n'y a pas de danger si vous fistez progressivement, un peu plus à chaque fois et pas de douleur non plus.
Le fist ce n'est que du plaisir, lisz ce chapitre pour apprendre comment se déroule un fist anal.

Comment le fisté peut-il aider le fisteur pour le fist anal ?

Il peut pousser doucement, comme s'il allait à la selle, ceci facilite le passage de la main.

Il doit guider oralement le fisteur gay.

Il peut respirer profondément pour aider son corps à se détendre.

Enfin il doit visualiser la main qui entre en lui et l'associer au plaisir qu'il ressent.

Il doit surtout prendre une position confortable et la tenir ensuite sans bouger, pour éviter un accident de fist.

C'est l'une des raisons pour lesquelles il est très confortable de fister son partenaire allongé dans un sling : le corps est au repos, les pieds sont bloqués, c'est idéal.

Les mouvements du fisteur pour entrer sa main lors d'un fist anal

Les mouvements du fisteur pour dilater l'anus du fisté lors d'un fist entre hommes doivent être lents et progressifs.
Ne brusquez jamais l'anus, vous risquez d'abîmer les capillaires et de faire saigner le fisté, ce qui signerait la fin du jeu.

Commencez par un anulingus : c'est parfait pour aider le fisté à se détendre et faire monter son désir de sentir votre poing dans son cul ! Se faire fister requiert de la détente et de prendre son temps, étape par étape.

Enduisez vos gants de lubrifiant pour fist.
Commencez par caresser l'anus, du bout des doigts, palpez le, excitez le.

Une fois l'anus enduit de fist lubrifiant, faites y entrer une phalange, celle de l'index et caressez l'intérieur de l'anus.

Poussez progressivement, faites des allers et retours à l'intérieur pour provoquer la détente anale.

Serrez vos doigts (pouce exclus) et faites les entrer délicatement, phalange après phalange dans l'anus du fisté.
Commencez avec deux doigts, puis passez à trois et enfin à quatre.

Arrêtez vous après la troisième phalange et faites tourner votre main lentement pour dilater un peu plus l'anus.
Retirez vous, remettez un peu de gel à fist puis recommencez votre travail.

Repliez le pouce dans le même sens que les autres doigts et insérez votre main en entier.
C'est la bonne méthode pour fister un mec.
Laissez le fisté se relaxer, donnez lui le temps de s'adapter à vos mains.

Allez et venez délicatement, sans sortir votre main de son anus.
Tournez votre main dans un sens puis dans l'autre pour pousser à la dilatation.

Refermez alors votre poing et laissez quelques minutes supplémentaires au fisté pour s'y habituer.
Le plus dur est fait, vous allez jouer ensemble.

Il est possible que la main ne passe pas, voir que le fisté éprouve une douleur alors qu'il n'y a que 3 doigts à l'intérieur.

Souvent les causes sont à rechercher au niveau d'un blocage anatomique, avec un bassin trop étroit qui ne laisse pas passer le poing. Il n'y a rien à faire. Si vous voulez apprendre à fister, il faut aussi apprendre à abandonner le jeu quand le corps ne s'y prête pas.

Par contre si c'est un blocage psychologique, avec un refus et une contraction des muscles, vous pouvez essayer de jouer et de lever progressivement ce blocage après de nombreuses séances de fist.

Le temps pour la confiance de s'installer entre vous et le temps pour le fisté de s'abandonner au fisteur.

Les mouvements de la main du fisteur pour donner du plaisir lors d'un fist anal

Comment se déroule un fist anal pour donner du plaisir au fisté ?

Plusieurs mouvements de la main du fisteur pour donner du plaisir lors d'un fist gay sont possibles. Souvenez vous qu'un fist se joue à deux et que les deux hommes doivent se respecter et avoir une immense confiance l'un en l'autre.

Le fisteur et le fisté sont débutants, il faut alors procéder à un fist débutant :
- imprimer un mouvement rotatif lent à sa main
- faire des va et vient en douceur pour mieux apprivoiser l'anus du fisté, l'initier au fist et lui donner du plaisir
- les va et vient peuvent être horizontaux ou verticaux selon l'anatomie et les zones érogènes du fisté débutant
- caresser et jouer avec la prostate du bout des doigts

Le couple fisteur / fisté est expérimenté :
- le coup de poing dans l'anus : il s'agit de marteler et de fister l'anus du fisté avec ses poings. C'est une pratique assez extrême qui réclame beaucoup d'expérience et de confiance
- il est aussi possible que le fisteur fiste le fisté et le sodomise en même temps. Il faut alors se mettre à quatre pattes
- la double sodomie, voir la triple ou la quadruple pour les fistés les plus expérimentés et à l'anatomie exceptionnelle. On fiste le fisté avec 2 ou 3 ou même 4 poings en même temps. Ca reste du domaine du quasi impossible.

Lors du déroulement de la séance de fist, il n'est pas rare que le fisté éprouve un plaisir exceptionnel, une extase qui le laisse pantelant, bien meilleure que toutes les sodomies qu'il a pu recevoir.

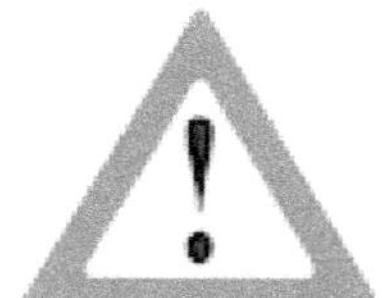

Les cris de plaisir du fisté peuvent se changer en hurlement, il peut en redemander mais aussi éjaculer sans forcément avoir d'érection.

C'est normal car votre poing stimule la prostate à chaque passage et la glande prostatique est une merveilleuse pourvoyeuse de plaisir.

L'homme fisté peut même expérimenter un orgasme prostatique sec, c'est à dire un orgasme sans éjaculer.

On fait une pause ?

Le fist est une pratique extrêmement fatigante qui requiert concentration et discipline.

Il est fréquent que le fisteur et le fisté fasse une pause durant le fist, pour se détendre, s'hydrater et mieux recommencer à jouer ensuite.

Comment sortir sa main après un fist anal

Comment se déroule un fist anal quand le fist est fini ?
Après avoir fisté un mec, il arrive un moment dans le déroulement du fist ou vous devrez ressortir votre main de son anus.

Il ne faut pas sortir sa main de ses fesses d'un coup mais plutôt y aller progressivement.
Si vous sortez en une fois, il y a de fortes chances que les muqueuses s'abîment et saignent.

Le mec fisté peut évidemment aider le fisteur en poussant avec les muscles de son anus, comme s'il allait aux toilettes, c'est à lui de diriger le mouvement, petit à petit.

Respirez profondément et décontractez-vous, le poing sera expulsé plus facilement et les muscles anaux se referment et se resserrent devant lui.

Le fisteur peut s'inspirer de l'action d'un piston, qui va et vient.
L'anus est très dilaté, sinon votre main ne serait pas aussi profond.

Commencez par pousser doucement votre main vers l'intérieur, comme si vous souhaitiez la faire entrer plus profondément, puis tirez la un peu plus fort vers l'extérieur en profitant de la poussée du fisté.

Recommencez le mouvement et progressivement millimètres par millimètres, vous sortirez votre poing de l'anus de l'homme fisté.

C'est une bonne méthode pour sortir sa main lors d'un fist anal en respectant le fisté et en lui donnant du plaisir.

5. Comment faire un fist anal ?

Qu'est-ce que le fist anal et comment faire un fist anal quand on est débutant ? Voici le fist mode d'emploi pour apprendre comment bien fister !

Le fist anal ou handballing est une pratique encore confidentielle mais qui tend à se démocratiser de plus en plus.

La pratique du fist consiste à insérer son poing, sa main et plus si affinité dans l'anus ou le vagin de son partenaire.

Nous parlerons surtout ici du fist sur homme pour vous apprendre comment fister un mec.

Bien sur cette pratique comporte des risques, elle doit être pratiquée avec doigté, sans mauvais jeu de mots.

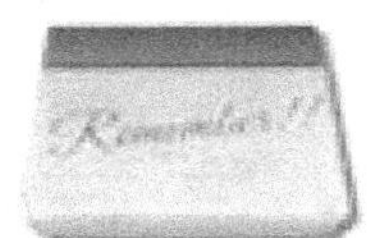

Il faut jouer proprement, apprendre à fister en douceur, écouter les réactions de la personne fistée et s'y adapter.

Le fisteur doit aussi savoir s'arrêter si besoin est.
Même si le fisté lui demande à genoux de continuer.

Les deux joueurs doivent viser la perfection, car chaque erreur ou à peu près se paye et parfois pendant des jours.

Bonne nouvelle, le fist homme comporte un risque faible de transmission du HIV et des MST, ce qui est positif !

Pour le fisteur, l'expérience est unique et intense. Pouvoir glisser son poing ou sa main dans l'intimité la plus profonde de son partenaire, fister un mec, sentir ses muscles qui palpitent, sentir ses pulsations cardiaques est exceptionnel.

Vous partagez un lien incroyablement fusionnel.

Pour l'homme fisté, le relâchement et l'abandon sont total, vous vous confiez aux mains du fisteur et vous lui faites entièrement confiance.

Vous ressentez profondément chaque stimulation du mec qui vous fiste, chaque mouvement de sa main et de son bras en vous.

Enfin sachez que le handballing ou fist anal est aussi une question de morphologie : certaines personnes peuvent se faire fister jusqu'au coude quand d'autres peuvent à peine se prendre un poing.

A chacun ses limites, votre bassin est peut-être plus étroit, n'oubliez pas que ce qui compte en définitive, c'est le plaisir que vous prenez ensemble, la performance physique est secondaire.

Si vous suivez ce guide du fistfucking spécial fist débutant avec soin, il n'y a pas de raisons que vous ne preniez pas de plaisir !

Nous allons voir le mode d'emploi du fist dans le détail.

Comment se préparer au handballing ou fist anal, l'initiation au fist gay, quel matériel utiliser, nous passerons en revue la préparation psychologique et physique pour le fist.

Nous verrons aussi comment fister et pratiquer le fist débutant, les moments pour arrêter ou faire une pause.

Quand et comment pratiquer le handballing, les bonnes positions pour se faire fister sans douleur.

Et enfin nous détaillerons comment finir le fist fucking pour que fister un homme soit toujours un plaisir.

Comment se préparer au fist anal ?

Les muqueuses sont une zone très innervée, très sensible et qui peut saigner facilement.

La cicatrisation n'est pas facile, car c'est une zone "sale" et humide. Une blessure anale est douloureuse. En outre, elle est la porte ouverte à toutes les bactéries et maladies opportunes.

Si vous blessez les muqueuses, les bactéries présentes sur les micro blessures de la main passeront aux blessures des muqueuses, ce qui peut être très dangereux.

En outre si l'intestin est rompu, les selles finissent au niveau de votre abdomen. Cette rupture peut entrainer une infection mortelle.

Prenez soin de vos mains et de vos bras !

Vos mains et vos bras peuvent être le lieu de micro blessures.

Pour les détecter, badigeonner vos mains et vos bras avec de l'alcool ou de l'eau oxygénée.

Si vous ressentez des piqûres alors il y a un risque de transmission de MST / IST : mettez des gants !

Et bien sur enlevez vos bagues, vos bracelets et vos bijoux avant le fist.

Prenez soin de vos ongles et limez les !

Pour éviter de saigner, soignez méticuleux et limez vos ongles ras après les avoir coupés le jour précédent le fist. Cela permet au micro blessures et coupures de se refermer.

Ils doivent être tout doux et rien ne doit accrocher. Essayez sur un tissu en laine ou sur votre langue pour vous en rendre compte.

Ainsi vous ne blessez pas l'anus et le jeu peut durer confortablement des heures.

En outre vous n'abîmez plus les mailles des vêtements que vous enfilez avec vos ongles.

C'est vraiment une pratique basique et indispensable dans le mode d'emploi du fist.

Faites attention à l'hygiène quand vous pratiquer le fist

Commencez par protéger le sol avec des vieux journaux et les draps avec une grande bâche en vinyle lavable.

Avant de jouer et fister un homme, conservez toujours à proximité en plus de votre matériel :
- un sac poubelle grand ouvert pour jeter immédiatement tout ce qui est sali
- du papier hygiénique ou plusieurs boites ouvertes de mouchoirs en papier pour essuyer
- un savon antibactérien ou un gel antibactérien sans alcool pour nettoyer vos mains et votre corps
- des journaux à disposer au sol pour éviter les accidents et les salissures : certains lubrifiants, notamment le crisco ou le j-lube tâchent et transforment le parquet, le béton ciré en patinoire très dangereuse
- de l'eau de javel à 10% de concentration pour nettoyer après le jeu

Si vous jouez à plusieurs, ajoutez

- un marqueur indélébile pour marquer le nom du fisté sur son lubrifiant : obligatoire pour éviter les contamination croisées
- des bacs en plastique : si vous acheté une grosse boite de graisse à fist et accueillez plusieurs amis pour le fist, collez un ruban de masquage sur chaque bac, inscrivez y le nom du fisté, remplissez le bac de graisse avec une cuillère propre (et pas avec autre chose pour des raisons d'hygiène) et ensuite jouez !
- du ruban de masquage

Enfin utilisez de préférence des gants en latex à usage unique et faites un lavement anal. Nous y reviendrons plus loin dans ce chapitre.

Un gant sert pour un fisté et uniquement pour lui.

Si vous possédez des gants réutilisables, plus écologiques, lavez et désinfectez les soigneusement entre chaque fist.

Si vous fistez à main nue et que vous voulez fister plusieurs partenaires, il faut enfiler des gants dès le second partenaire.

En effet, se laver et se désinfecter les mains affaiblit la protection cutanée et le fist devient à risque !

Faites attention à votre alimentation avant et après un fist anal

La nourriture est capitale avant un fist anal surtout les premières fois. Si c'est votre initiation au fist gay, prêtez y attention.

Restez à l'écart des nourritures grasses, des plats épicés, comme celle des fast foods car sinon le fist n'est plus possible.

Les plats gras rendent la digestion plus difficile et l'évacuation des selles plus compliquée.

Les épices irritent les muqueuses et les rendent plus fragiles, plus sensibles.

Evitez aussi les nourritures à base de curry qui colorent les selles et votre tube digestif.

Un jour avant le fist, privilégiez les légumes frais et les légumes secs. Ils mettent entre 12 et 18 heures pour être expulsés.

Autre solution, le riz, qui est presque entièrement assimilé, surtout s'il est complet ou intégral. Très pratique pour se rassurer lors de votre premier fist.

Le jour de l'initiation, pas de petit déjeuner et un déjeuner léger. Préférez des protéines.

Le soir, des sucres lents avant la séance, des pâtes ou du riz complet.
Prévoyez aussi un petit quelque chose à manger après, un yaourt pour aider votre flore intestinale à se repeupler.

Le lendemain de votre fist, évitez les piments. Ils picotent désagréablement votre anus si vos muqueuses sont abîmées.

Evidemment pas d'alcool, de drogue, de chem sex.
Le fist entre mecs est une pratique extrême, soyez en pleine possession de vos moyens.

Le reste du temps, quartier libre, faites ce qui vous plait.

Ecoutez-vous et écoutez votre corps pour un bon handballing

Vous n'avez pas envie de vous faire fister ou d'apprendre à fister ?
Vous êtes fatigués ?

Vous n'êtes pas en état ou vous avez peur ?
Vous êtes blessés ou malade ?

Vous avez vos règles ?
Alors mieux vaut remettre le handballing à une autre fois.

Le fist anal ou vaginal n'est pas anodin, il se pratique si et seulement si vous êtes en bonne condition physique et en bonne santé.

Vous n'en apprécierez que plus votre prochain handballing.

Quel lubrifiant pour fister un mec ?

Nous avons déjà testé de nombreux gels lubrifiants fist. Citons notamment le Boy Butter H2O, le Crisco, le gel français Lubrifist, son concurrent fabriqué en France le Mixgliss Max, sans oublier le lubrifiant fist Mister B Classic.

Enfin n'oublions pas le J Lube, un produit vétérinaire, pour l'obstétrique des animaux à la ferme.

Il s'avère très glissant une fois qu'il est assez dilué.

Pour un fist anal confortable et sans blessure, le gel pour fist est indispensable.

N'hésitez pas à investir, c'est de votre bonne santé qu'il s'agit, donc pas de petite économie.

Privilégiez un produit très glissant, avec lequel vous avez plaisir à fister un homme en profondeur et être fisté jusqu'à ce qu'une vague d'orgasmes vous emplisse.

Pour un fist profond, prenez un produit à base de silicone et d'eau, hypoallergénique.

Faut-il porter des gants pour le fist anal ?

Réponse : OUI
Nous vous conseillons de porter systématiquement les gants.

Pour l'hygiène d'abord qui est capitale quand on pratique le fist.

Les gants en latex chirurgical permettent de garder les mains propres, à l'écart des bactéries.

Ces gants pour le fist protègent aussi les blessures que vous pourriez avoir aux mains et qui pourraient s'ouvrir et saigner quand vous pratiquez le fist.

Peau griffée par des branches, des épines, des griffes animales, peau des doigts arrachée, coupure à cause d'un couteau de cuisine...

Pour la sécurité ensuite, les gants empêchent des ongles mal limés de blesser.

Enfin, les gants vous protègent, votre partenaire et vous, du HIV et des MST, réduisant quasiment le risque de contamination à néant.

En conclusion nous ne pouvons que vous recommander de porter des gants pour fister un homme ou une femme.

Ils font partie des recommandations de base.

Nous vous conseillons des gants en latex chirurgicaux courts et jetables dans un premier temps.

Si vous comptez pratiquer un fist technique et jouer en profondeur, des gants longs en latex sont vos meilleurs alliés.

Quelle poire de lavement anal ou canule de douche choisir ?

Si on peut tout à fait se passer d'un lavement quand on pratique la sodomie, il est obligatoire ou presque quand on fiste un vagin ou un anus.

D'abord pour que le fist soit agréable et confortable pour les deux partenaires.
Ensuite pour ne pas risquer de salir toute la pièce.

Enfin pour des raisons évidentes d'hygiène.
Prendre une douche anale avant le handballing est une étape obligée.

Le lavement est un acte chronophage, vous pouvez découvrir le mode d'emploi complet du lavement anal et de bons conseils dans le chapitre qui lui est dédié.

Comptez une bonne heure pour que votre anus soit propre.
Pour réaliser un bon lavement, faites le deux heures avant de pratiquer le fist.
Ainsi vous avez le temps et aucun stress.

Toutefois pas de fausses idées : il reste toujours un peu de matière fécale dans votre intestin.
On ne peut pas pratiquer une purge totale avec un lavement.

Utilisez de l'eau à la température du corps.

Quel matériel choisir pour un lavement anal ?

Si vous êtes chez vous, privilégiez la canule de douche, elle est confortable à utiliser, la pression se règle précisément pour ne pas abimer le colon.

Le coude permet de remonter plus loin dans l'intestin. On peut laver l'anus profondément et facilement.

En déplacement, c'est la poire à lavement avec un long embout qui s'impose.

Cette poire pour laver l'anus est pratique, elle ne nécessite pas de flexible de douche, un simple robinet ou une bouteille d'eau suffisent.

Il existe même des modèles de poire à lavement à usage unique, à emmener sur vos lieux de drague.

Remplissez la poire avec de l'eau à température corporelle si possible.
Privilégiez un modèle avec une grande capacité.

Est-il possible d'utiliser du poppers pour un bon fist anal ?

Le poppers est un bon produit décontractant qui vous permet de détendre les muscles anaux.
Il existe ainsi un poppers français très fort au nitrite de pentyle Fist et son équivalent allemand nommé Faust, ce qui veut dire fist en français.

Ces deux poppers sont très efficaces pour permettre au fisté de se relâcher et lui donner envie de sexe, notamment dans le cadre d'une initiation au fist gay ou d'un premier fist.

Ils aident la personne qui les respire à se concentrer uniquement sur le sexe.

Toutefois le poppers vous fait perdre le contrôle : vous avez chaud, vous êtes euphorique et vous êtes ouvert à de nouveaux jeux.

Heureusement les effets ne perdurent jamais plus de 5 minutes.

Il est donc possible d'utiliser du poppers pour un bon fist anal durant les préliminaires pour aider à la détente de l'anus et des sphincters.

Si vous l'utilisez pendant l'action, faites le durant une pause.
Vous pouvez respirer du poppers pendant la pénétration du poing dans l'anus si vous êtes expérimentés et savez vous contrôler.

Enfin un bon fist anal nécessite une grande poubelle avec une grande ouverture. Elle doit pouvoir rester ouverte durant toute l'action pour se débarrasser facilement des déchets, sans avoir besoin de viser.

Prévoyez aussi beaucoup de sopalin ou de papier toilette pour essuyer et nettoyer durant le fist.
C'est capital !

Comment se préparer psychologiquement et physiquement au fist anal ?

Pour un bon fist anal, il faut se préparer mentalement et physiquement.

Préparation mentale pour le fisté

Première chose quand vous voulez apprendre à fister, le cerveau est bien plus puissant que les muscles pour contrôler le corps.

S'il décide que c'est non, alors il y a peu de chances que votre mec puisse vous fister avec son poing.

Donc si vous êtes stressés, de mauvaise humeur ou en colère et que vous pensez que le fist est une bonne solution pour prendre du plaisir et retrouver le sourire, vous faites fausse route.

Ces sentiments rendent votre corps plus fragile.

Vos muscles sont tendus, votre colon et votre sphincter sont contractés, vous êtes moins réceptifs aux caresses et aux pénétrations.

Vous ne sentez pas beaucoup de sensation lorsque votre partenaire tente de vous fister, cela amène de la frustration, voir de la colère, un vrai cercle vicieux.

Enfin les risques de vous blesser lors du fist entre hommes augmentent, ce qui est très mauvais.

Donc tentez de vous relaxer, de vous détendre quotidiennement. Mettez en place une petite routine qui vous permet d'être zen à tous les coups.

Voici quatre idées qui vont agir sur vos sens et vous aider à vous détendre :

- Diffusez des huiles essentielles relaxantes : il existe des huiles à base de marjolaine, d'orange amer, de lavande, de camomille ou de mandarine.

- Assurez-vous que la pièce est bien chauffée, la chaleur vous aide à vous détendre, si vous avez froid, vous vous contractez.

- Diffusez une musique ou un style de musique qui vous aide à vous relaxer

- Initiez-vous au yoga et travaillez sur votre rythme respiratoire pour que vos muscles soient relaxés.

Au fur et à mesure, votre cerveau va associer ces pratiques à la détente et au bien-être, vous aurez plus de chances que votre fist soit un succès.

Utilisez les techniques de ce chapitre avant et pendant le fist, au fur et à mesure que la main du donneur progresse et voyage en vous.

Evacuez aussi les questions perturbantes sur votre propreté, sur la capacité du fisteur à vous fister correctement et à respecter ce que vous lui demandez.

Ce qui compte c'est votre confiance et votre amour réciproque.
Le fisté doit être capable de s'abandonner totalement à son fisteur.
Plus votre amour et votre confiance sont importants, meilleur le handballing sera.

Préparation mentale pour le fisteur

Il faut être de bonne humeur et équilibré.

Mêmes remarques que pour le fisté, si vous avez eu une journée misérable, que vous êtes nerveux ou trop fatigué, remettez le handballing à demain.

Vous devez être capable de vous concentrer pendant toute la durée du fist, de faire preuve de délicatesse pendant que vous progressez dans l'intimité du fisté.

Pour cela, <u>pratiquez des exercices de concentration mentale</u>.

Parfaites votre toucher en prenant soin de votre peau, en l'hydratant, car elle possède des capteurs sensoriels très pratiques lors du fist.

Puis travaillez votre sens de l'écoute et votre empathie pour mieux comprendre les réactions du fisté et vous y adaptez.

Enfin débarrassez-vous de vos peurs et de vos pensées négatives.
Si vous n'avez pas confiance ou que vous n'êtes pas sur de vous, le fisté va le ressentir, surtout si c'est une initiation au fist ou la confiance est capitale.

Il va à son tour perdre confiance, stresser et le fist avorte.

Oui vous êtes capable de le fister.
Oui c'est peut-être un peu sale, mais vous avez des gants en latex et il y a eu un lavement anal.

Non vous ne le blessez pas, vous êtes à son écoute, vous observez ses réactions, vous respectez ses demandes et vous progressez doucement.

Vous ne grimpez pas l'Everest sans assistance et sans oxygène, vous donnez du plaisir à votre partenaire.

Une fois de plus, la confiance et la connaissance réciproques sont la clef pour un fist réussi.

Préparation physique pour le fisté

Etirez-vous régulièrement pour gagner en souplesse et pour que votre corps soit bien aligné.

Vous pouvez par exemple pratiquer le yoga ou utilisez des applications sportives avec des exercices d'assouplissement. Entrainez vous un peu chaque jour.

Prenez soin de votre anus et de votre corps pour que le fist entre mecs soit plus facile.

Votre anus doit être souple et non irrité.
Vous pouvez si vous le désirez, raser les poils de votre anus un jour minimum avant le fist.
Pourquoi au moins 24 heures avant ? Pour permettre aux petites coupures dues au rasage de se refermer.

Pratiquez un sport qui vous défoule, vous permet de vous débarrasser du stress.
Le sport vous aide à vous sentir bien, à être en symbiose avec vous même et vous fait apprécier votre corps.

En outre une activité sportive vous aide aussi à mieux connaître votre corps, à apprivoiser la douleur, à améliorer votre résistance physique.

L'endurance est essentielle quand on pratique le fist.

Préparation physique pour le fisteur

Pratiquer des exercices ou un sport qui demande de la précision, du contrôle et du sang froid pour mieux fister son partenaire.

Par exemple le tir à l'arc, le billard, le basket ball.

Le sport en général vous permet de vous vider la tête et d'être heureux au quotidien, pour arriver heureux et détendu à la séance de fist anal.

Comment pratiquer le fist anal ?

Pratiquer le fist anal demande une préparation que nous venons de détailler.
Passons à l'acte !

On va supposer que vous avez déjà joué avant, des préliminaires avec du rimming, du doigtage, que vous avez fait l'amour une fois ou deux avec une capote et que l'anus du fisté est déjà un peu dilaté et excité, un peu ouvert.
Vous pouvez aussi utiliser le gode favori du fisté et jouez avec pour donner du plaisir et mettre en confiance.

Ne commencez jamais un fist directement !

Ce qui compte lors du handballing, c'est le plaisir et le confort, que ce soit pour le fisteur ou le fisté.

D'abord, commencez par vous écouter, que ce soit avant, pendant ou après le fist.

Si vous ne vous sentez pas confortable, n'hésitez pas à en parler immédiatement avec votre partenaire.

Les sensations produites par le fist entre hommes ne sont pas celles dont vous avez l'habitude. Vous sortez de votre zone de confort et il faut que vous apprivoisiez cela.

En outre rappelez vous que le fisté ressent beaucoup plus fort les sensations quand le fisteur bouge sa main en lui, surtout les premières fois.
Quand on interroge les fistés, ils parlent d'une puissance 5 à 10 fois plus forte qu'une sensation normale.

Quelques conseils pour le fisteur
- Regardez le fisté dans les yeux
- Soyez câlins avec votre partenaire, cela le rassure, le met en confiance et permet d'établir un lien solide entre vous deux
- Créer un lien psychique et émotionnel en plus du lien physique entre vous deux
- C'est le fisté qui décide et qui vous dirige, pas l'inverse
- Dites lui quel mouvement vous faites avant de le faire
- Parlez avec votre partenaire, la communication est essentielle sous toutes ses formes, établissez une relation de confiance
- Restez concentré et sobre
- Enfin faites vous fister, c'est le meilleur moyen d'offrir un fist inoubliable à votre partenaire et de progresser
- Les préliminaires pour chauffer l'anus du fisté débutant doivent durer 15 minutes environ, c'est la bonne fenêtre de tir. Avant il ne sera pas assez détendu, au-delà, son anus va s'irriter, devenir douloureux et il ne sera plus question de le fister
- Ajoutez du gel pour fist dans l'anus en bonne quantité pour lui donner le temps de chauffer et d'être plus fluide, ce qui favorise le fist. La quantité nécessaire varie d'une marque et d'une personne à l'autre mais prévoyez un tube de 150 grammes pour être sur de vous.

Avant de commencer, voici ce que vous pouvez expliquer au fisté encore vierge, au receveur débutant.
Cela l'aide à être moins anxieux et diminue la tension qu'il ressent, pour un fist plus facile.

1) Ton anus est douloureux pendant la pénétration du poing. Une fois que le poing est entré et a trouvé sa place, la douleur diminue et laisse place au plaisir. Donc soit patient, le plaisir arrive toujours
2) Pour un premier fist, mon poing ne reste que 30 secondes en toi, puis je le retire. 30 secondes sont suffisantes pour casser les barrières psychologiques et physiques. Nous ferons alors un second fist, si tu le souhaites, qui est plus facile et plus confortable pour toi
3) Enlever le poing de ton anus ne crée pas de problème, ton estomac reste en place et tu peux t'en servir comme d'habitude
4) Passez un certain stade, sortir le poing peut-être aussi douloureux que de le faire entrer : autant y aller jusqu'au bout pour prendre du plaisir

Lors d'un fist débutant, enfoncez les doigts de la main délicatement dans l'anus de votre partenaire. Gardez la paume de votre main tournée vers la colonne vertébrale.

Tâtez et caressez les parois de l'anus du fisté du bout des doigts pour mieux les connaître, découvrir les zones les plus érogènes pour mieux apprendre à fister. Visez la prostate et essayez de la caresser du bout des doigts.

Faites de petits mouvements circulaires, massez cet anus, étirez le délicatement, mais ne tournez pas la main, attendez d'avoir complètement entré votre poing pour le faire.

Il faut exciter cette zone, donner aux muscles et donc au fisté l'envie de se détendre et de laisser vos doigts et votre main pénétrer à l'intérieur.

Si le fisté est trop stressé ou mal à l'aise, son cerveau fait barrage, les muscles se crispent et le fist est impossible.

Serrez vos doigts et avec des mouvements souples et lents, excitez et explorez les zones érogènes de l'anus et du rectum.
Si votre partenaire a l'habitude de la sodomie ou qu'il a joué avec des plugs géants vous devriez sans soucis pouvoir faire entrer la première, puis la seconde, voir la troisième phalange.

Ensuite le vrai travail commence pour faire rentrer la partie la plus large de la main, c'est le passage le plus difficile et qui nécessite le plus de temps.

Allez y doucement car vous arrivez au sigmoïde et ce muscle a vraiment besoin d'être mis en confiance et cajolé pour vous ouvrir le passage. Le passage du sigmoïde est gênant pour un fisté inexpérimenté mais il permet d'accéder à un plaisir si intense qu'une fois que le fisté y aura goûté, il ne pourra plus s'en passer.

Vous pouvez faire un mouvement de rotation, très lent, pour favoriser la pénétration.

Vos doigts ont tendance à se refermer en forme de poing, c'est naturel et attendu, laissez les faire et attendez quelques secondes, voir quelques minutes, le temps que le fisté s'habitue à votre poing.

Continuez votre exploration à tâtons tout en écoutant bien les réactions de votre partenaire.
C'est très rare quand le poing pénètre en entier dès la toute première séance.

En général lors d'une initiation au fist gay, on fait rentrer quelques doigts voir tous les doigts et on considère que c'est déjà bien pour un fist débutant.

Petite astuce si ça ne rentre pas, retirez votre main puis demandez au receveur de pousser pendant comme s'il allait à la selle pendant 30 secondes. Prévenez le que vous le fistez en même temps.
En général le fait de pousser permet à ses muscles et à son colon de se réaligner et vous facilite le passage, son anus est plus ouvert, fistez le doucement pendant qu'il pousse.

Se prendre un poing entier nécessite très souvent plusieurs tentatives infructueuses !

Faire pénétrer plusieurs doigts est déjà un bon début et provoque des sensations extraordinaires.
Il faut du travail et de la patience de la part des deux partenaires.

Ecoutez son souffle, sa voix qui vous guide, ses réactions, ses encouragements, il est vos yeux, voyez comment son corps réagit, tressaille, sentez les contractions de ses muscles ou leur détente.

C'est à ce moment la seulement que le fist fucking et que la quête de l'extase et de la jouissance commence.

Certaines personnes peuvent éjaculer sans prévenir quand le poing pénètre. Cela arrive plus souvent qu'on ne le pense. D'autres peuvent ressentir un orgasme complet de l'ensemble de leur corps qui dure de longues minutes.

A ce moment ils sont physiquement présents mais mentalement ailleurs. Cet orgasme peut revenir plusieurs fois durant le fist, chacun est différent, ne soyez pas surpris.

Dans cette situation, restez calme, suspendez le fist le temps que l'orgasme passe et que le fisté soit revenu à son état normal.

Il est possible que le fisté demande une pause après cela, ou l'arrêt du fist, ces émotions sont puissantes et physiquement épuisantes.

Comment donner le plus de plaisir possible au fisté ?

Il faut, comme pour l'amour, expérimenter.
Jouer avec les mouvements du bras, du poing et du poignet.

Vous pouvez bouger votre poignet pour frotter les parois anales.

Faire faire des allers et retours à votre poing, de manière plus ou moins vive et rapide.
Cette pratique s'appelle le punchfucking.

Innovez et fistez vous l'un l'autre !

Ou encore pratiquer le double fist entre hommes en enfonçant votre second poing dans ses fesses.

N'oubliez pas d'exciter la prostate pour donner un orgasme prostatique à votre partenaire homme.

Enfin il est possible, en l'absence de fisteur, de s'administrer un autofist.
Certes ce n'est pas aussi profond, mais c'est plaisant et on contrôle pleinement l'action.

Faire une pause ou stopper le handballing

Si vous avez vraiment peur, avant de commencer le fist gay, convenez d'un safe word.
Une fois prononcé, il met fin immédiatement à la séance.

Vous pouvez aussi convenir d'un accord qui stipule que jamais le fist ne doit faire mal au fisté.

Vous pouvez aussi discuter et échanger pendant que vous pratiquez le fist : est-ce que cela fait mal ?
Est-ce que vous êtes bloqués ?

Souhaitez-vous arrêter temporairement le handballing pour mieux le reprendre dans quelques
minutes ?

Parlez de vos sensations réciproques pour une initiation au fist plus plaisante. Continuez à chaque
fois que vous fistez un homme ou que vous vous faites fister.

Le fisteur doit être très attentif au corps du fisté. S'il voit du sang s'écouler de l'anus, il doit arrêter le
fist sur le champ.

Cette situation doit être suivie très sérieusement dans les jours qui suivent pour vérifier que le fisté
cicatrise bien.

Si la couleur du liquide est rosée, alors une muqueuse est abîmée et les capillaires saignent.

Faites obligatoirement une pause d'au moins 30 minutes et voyez si vous pouvez recommencer à
jouer ensuite.

N'oubliez pas que ce qui compte, c'est le plaisir.
Ce n'est pas parce que vous prenez un bras jusqu'au coude lors du fist qu'on vous respecte plus ou
que vous prenez plus de plaisir.

Quand pratiquer le handballing ?

Il n'y a pas nécessairement de bon ou de mauvais moment pour fister son partenaire.

Privilégiez les moments ou vous vous sentez tous les deux excités.
Soignez les préliminaires pour aider votre partenaire à détendre son anus et ses sphincters.

Ces préliminaires durent tant que le fisté n'est pas assez excité ou qu'il ne dit pas au fisteur qu'il a
envie qu'on le fiste.

Au menu, anulingus, excitation du périnée, doigtage, excitation de la prostate, utilisation de plugs
de plus en plus gros ou de godes au diamètre et à la longueur croissante.

Vous pouvez ensuite passer au fist débutant et pratiquer le handballing.

Ecoutez les demandes du fisté : veut-il un fist doux ou brutale ? Lent ou rapide ?
Exaucez le !

Comment réussir son handballing ?

Le fist anal ne se passe pas toujours bien !
Parfois le fisté ne parvient pas à accepter la main du fisteur en entier.

Parfois le fist est trop douloureux et il faut arrêter.
Pafois il y a du sang, signe que le fisteur est allé trop loin.

Un fist anal n'est pas toujours une réussite surtout quand c'est un fist débutant et une première fois.
Comme tout acte sexuel, il connait des échecs et cela fait partie du jeu.

Ne vous focalisez pas sur ces échecs, apprenez pour faire mieux la fois suivante.
Ces échecs sont parfois aussi un signe, une barrière qu'il ne faut pas dépasser.

Ainsi un fisté peut avoir un bassin étroit, inadapté au fist profond, alors qu'il souhaite à toute force ressentir un bras en lui.

Ou un fisteur un poing beaucoup trop gros, inadapté à la morphologie du fisté.

En ce cas, il faut savoir dire stop ou revoir ses prétentions à la baisse. Respecter son corps et son partenaire.

Réussir son handballing demande donc de l'écoute, une attention permanente mais aussi du doigté.

Les capillaires sont proches de la muqueuse, parfois ce n'est qu'une question de millimètre entre un bon fist et un arrêt du fist.

Déplacez votre main millimètre par millimètre que ce soit pour entrer ou sortir.
Ne pleurez pas le gel lubrifiant pour le fist et portez des gants.

Ne surprenez pas le fisté, prévenez le avant d'effectuer toute action, c'est mieux pour fister un homme ou une femme.
Chaque petit mouvement de la main du fisteur peut amener un plaisir fulgurant ou de la douleur.

Un conseil toutefois pour une meilleure réussite : le fisteur doit fisté dans le sens de la direction du colon.

A quelle vitesse faut-il fister ?

Chacun aime le fist de manière différente.
L'élément clef, c'est la communication.

Fisteur, demandez au fisté ce qu'il aime.
Fisté, n'hésitez pas à communiquer !

Aimez-vous qu'on vous excite doucement pendant des heures, qu'on pousse votre sphincter à s'ouvrir lentement mais surement ?
Ou préférez-vous un fist plus rapide, une main qu'on insère au bout de quelques minutes de préliminaires ?
Ou encore d'être "frappé" dans l'anus, l'insertion et le retrait rapide du poing dans l'anus, comme si c'était un punching ball.
Ou l'insertion et le retrait alternatif et rapide des deux mains ou des deux mains à la fois pour les fistés et les fisteurs expérimentés.

Il n'y a pas de bonnes ou de mauvaises pratiques, nous sommes tous différents et nos envies aussi, le but principal, c'est de prendre du plaisir ensemble.

Discutez en et mettez-vous d'accord avant l'action pour éviter toute mésentente et attente ou colère entre les deux joueurs.

Quelle est la position idéale pour faire un fist anal ?

Sur le dos ou à 4 pattes ?
Dans un sling ou debout les jambes écartées ?
Accroupi sur un poing sur lequel on monte et on descend ?

Le fist, surtout l'initiation gay au fist, demande une position confortable.

Si c'est votre première fois, privilégiez une position sur le dos, les jambes relevés. Un sling en cuir avec des reposes pieds, si vous en possédez un, ou si vous en trouvez un dans un sexclub ou un sauna, est particulièrement adapté.

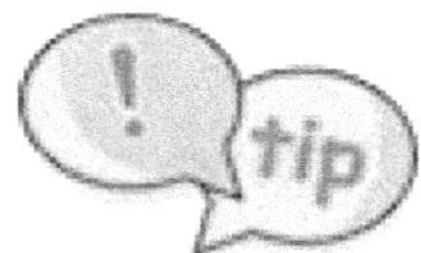

Autre bonne solution, se placer à 4 pattes, sur les coudes et les genoux, les fesses relevées vers le ciel, la tête posée entre vos mains.

Toutefois les muscles de vos cuisses risquent de vous trahir rapidement sous le plaisir que vous ressentez !

Debout les jambes écartées ou accroupi sur un poing sont des positions à réserver aux joueurs expérimentés.

Vous contrôlez la montée et la descente, mais, la fatigue et le plaisir aidant, avec de moins en moins de finesse au fur et à mesure du fist.

Quelle que soit votre position, n'oubliez pas de bien protéger le sol, les objets et les meubles de la pièce.
Utilisez des bâches en vinyle lavable, des vieux journaux, le fist est salissant et les tâches, qui sentent fort, partent difficilement.

Une bonne idée ? Jouez lors d'une soirée fist spécialement organisée ou dans un sex club équipé d'un sling. Vous aurez le matériel sous la main et nul besoin de faire trop attention ou de nettoyer ensuite.

Comment finir le fist anal ?

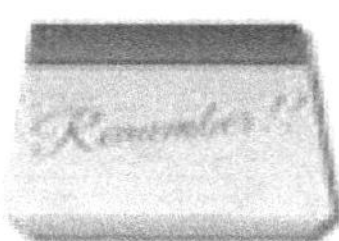

Un fist anal se termine dans la douceur.
D'abord parce que c'est épuisant pour les deux partenaires.

Le fisteur, qui doit rester concentrer, vigilant et à l'écoute.

Le fisté qui enchaine la jouissance, les orgasmes, qui peut avoir éjaculé et ne sait plus trop qui il est ni ou il est.

Laissez le fisté se reposer quelques minutes dans le sling ou sur le lit, calmer ses hormones et ses endorphines.
Il doit revenir à un état physique, émotionnel et mental normal.

Le fisteur doit être tendre et prévenant pour l'accompagner dans cette descente et le rassurer.
Nettoyez l'anus du fisté, vérifiez qu'il n'y a pas un gros tas de graisse glissant sur le sol sur lequel le fisté pourrait glisser.
Votre partenaire est épuisé, comme s'il avait couru un marathon, il a besoin de douceur et de beaucoup d'accompagnement, comme après un sportif après un effort long et intense.

En outre le passage de la position allongé à la position debout quand on descend d'un sling provoque toujours des vertiges, le temps que le sang redescende.

N'hésitez pas à retenir le fisté quand il se met debout, à lui indiquer ou il doit poser ses pieds, à l'assister.

Partagez quelque chose à manger, faites le point sur la séance, qu'avez-vous aimé ou détesté ?

En conclusion le fist est une pratique extrême qui procure beaucoup de plaisir.
Le handballing requiert de la préparation, de la confiance, du dialogue, de la délicatesse et de la

douceur.

Faire un fist anal pour la première fois, c'est comme faire l'amour.
Vous apprenez au fur et à mesure que vous pratiquez avec votre partenaire.

Allez y lentement mais surement, tout devrait bien se passer.

Et si vous ressentez une petite douleur ici, mal la, reculez votre main, rajoutez un peu de gel et continuez plus loin.

Le plaisir n'est bien souvent qu'à deux doigts.

6. Le fist fait-il mal ?

Le fist fait-il mal ? Eprouve-t-on une douleur quand un poing pénètre notre anus ? Est-ce que l'anus se déchire lors du fist ?

Le fist fait peur et la plus grosse phobie, c'est la douleur, que le fist fasse mal et que votre anus saigne.

Non, le fist ne fait pas mal pour plusieurs raisons.

Le lubrifiant pour fist permet un fist sans douleur

Le fist utilise un lubrifiant extrêmement glissant pour éviter les frottements.

Il ne faut pas abuser du lubrifiant pour le fist, sous peine de ne plus rien sentir et de mettre de la graisse partout. Mais ce lubrifiant permet d'éviter d'avoir mal lors de l'introduction de la main dans l'anus.

Le fist se pratique lentement pour éviter la douleur

Le fist ne fait pas mal : on joue lentement, le donneur n'entre jamais tout son poing ou tout son bras d'un seul coup.

Les doigts sont introduits tendus : une fois qu'ils ont passé l'anus, la main se serre naturellement sous forme d'un poing sous la pression des muscles anaux.

Les muscles de l'anus sont distendus progressivement, un fist peut durer des heures. Ainsi, le donneur prend son temps pour pénétrer l'anus du receveur, pour explorer la géographie intime de l'anus sans le blesser et trouver le chemin entre le rectum et le sigmoïde.

Le fist brutal, jusqu'au coude, avec deux ou trois poings en même temps est une image d'Epinal.

Oui ce genre de fist arrive mais il est surtout réservé aux films pour adultes entre comédiens expérimentés pour faire vendre.

Et il a nécessité toute une préparation physique et mentale, parfois pendant des années, qu'on ne vous montrera jamais.

S'il est pratiqué dans la vraie vie, ce n'est qu'après une longue et minutieuse préparation, entre personnes consentantes et qui pratiquent souvent depuis des années voir des décennies.

Le fist s'adapte à chacun pour éviter la douleur

Vous ne serez jamais fisté jusqu'au coude lors de votre premier fist.
Ce genre de fist est exceptionnel.

Peut-être que votre partenaire parviendra à enfoncer 3 ou 4 doigts en vous, voir son poing.

Rarement plus.
Vous avez déjà essayé avec 3 doigts ? Est-ce douloureux ?

Ensuite vous progresserez de concert au fur et à mesure des fists : la confiance et le plaisir grandiront de concert.

Peut-être vous prendrez vous votre premier poing dans l'anus mais ce fist sera consenti et vous apportera du plaisir.

Le fist est un sport

Le fist est comme un sport, on le pratique et on progresse. Prudence, rigueur, discipline et respect du corps sont les clefs.

Avant de faire du sport, on commence par s'échauffer.
Et on ne peut pas pratiquer son sport au plus haut niveau dès le premier jour.

Cela nécessite de l'entrainement, de la patience, de l'application pour pouvoir progresser sans avoir mal ni se blesser. On éduque ses muscles et on les entraine, on les fortifie. Ainsi on atteint des sommets.

Le fist est exactement pareil. Vous éduquez les muscles anaux, ceux du sphincter pour qu'ils apprennent à se relâcher lors du passage de la main du fisteur.

Vous apprenez aussi à connaître la géographie intérieur de votre partenaire : ou sont les circonvolutions du colon ascendant ? Ou sont les sphincters ?

Vous apprenez patiemment, vous progressez, vous vous entrainez, le plaisir et la confiance grandissent entre les deux pratiquants.

Cette éducation, non douloureuse, réclame du temps et de la constance.

Le fist avec des gants est doux

Le fist se pratique avec des gants pour éviter tout relief blessant comme les ongles.

La graisse peut ainsi être soigneusement et harmonieusement répandue sur toute <u>la surface du gant en latex,</u> ce qui évite les frottements et permet un fist qui ne fait pas mal, une pénétration douce.

En conclusion, le fist fait-il mal ? Non.
Et si vous avez mal, dites le tout de suite à votre partenaire.

Vous avez plus de chances d'avoir mal avec un actif bourrin qui vous sodomise sans préliminaires qu'avec un partenaire expérimenté et qui sait vous fister même si c'est votre première fois.

7. Top 20 des conseils pour le fisté

Voici le top 20 des conseils pour le fisté. Idéal si c'est la première fois que vous vous faites fister et un bon rappel si vous avez déjà franchi le cap.

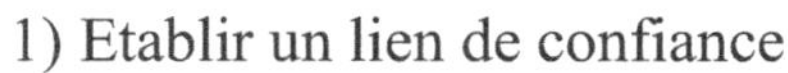

1) Etablir un lien de confiance
Vous guidez le fisteur mais c'est lui qui fait l'action. Ceci nécessite une vraie confiance entre les deux joueurs. Prenez le temps de vous rencontrer, de discuter et de créer un lien de confiance.

2) Communiquez
Pour établir un lien de confiance et pour un bon fist, il faut communiquer.
Un donneur expérimenté saura lire votre corps et comprendre ce qui vous plait et ne vous plait pas.
Mais n'hésitez pas le lui dire oralement, à le guider, soyez pro actif, le fist ne s'en déroule que mieux.

3) Faites du sport
Pour vous sentir bien dans votre corps et votre esprit mais aussi pour gagner en endurance quand

vous vous faites fister.

4) Apprenez à vous décontractez et à maîtriser votre muscle PC
Le muscle pubo coccygien est un ensemble de muscles situé entre l'anus et la base des testicules.
Détendez le pour faciliter le fist et la pénétration de la main du donneur et prendre plus de plaisir.

5) Travaillez votre anus avec des sextoys
Il faut parfois du temps pour se faire fister, de nombreux essais. Assouplissez votre anus avec un gode géant de 37 x 7,5 cm, comme si le donneur vous fistait à votre rythme ou et quand vous en avez envie. Vous pouvez aussi utiliser un plug géant large et long de 28 x 6 cm pour développer vos compétences anales.

6) Entrainez-vous à faire des lavements
Faire un lavement est assez stressant au début, on expérimente, on ne sait pas bien combien ça marche, sauf si vous avez lu le chapitre sur le lavement pour le fist. Faites des lavements à blanc, chez vous en toute quiétude, prenez votre temps pour mieux maitriser cette technique.

7) Testez différents lubrifiants pour le fist
Votre confort et votre santé sont importants. Investissez dans plusieurs lubrifiants et graisses pour le fist, testez les avec vos sextoys et avec votre partenaire de fist pour savoir lequel vous convient le mieux.

8) Surveillez votre alimentation
La veille et le jour du fist, surveillez votre alimentation, privilégiez les féculents, les viandes blanches et ajoutez deux cuillères à café de fibre en poudre pour aider votre estomac à se nettoyer plus facilement.
Mangez quelques yaourts pour aider votre flore intestinale à se reconstituer après le fist.

9) Lavement anal impossible, fist annulé
Votre lavement anal est une catastrophe malgré vos efforts ? Ne vous forcez pas, vous y récolterez des crampes et détruirez votre flore intestinale. Votre corps n'est pas prêt aujourd'hui, prévenez votre partenaire que ce sera câlin et fellation. Et si vous inversiez les rôles ?

10) Vérifiez et gantez les mains du fisté
Le donneur doit avoir les ongles des mains polis s'il vous fiste à mains nus, rien ne doit accrocher.
Passez un produit désinfectant sur ses mains et bras pour vérifier qu'il n'est pas blessé (si ça pique, enfilez des gants).
Mais il vaut mieux porter des gants, c'est plus sur et cela évite toute contamination.

11) Soyez confortable
Réglez ou faites régler le sling par votre partenaire pour avoir une bonne position. Si vous vous faites fister à 4 pattes, trouvez une position confortable que vous pouvez tenir longtemps.

12) Ne partagez pas votre lubrifiant
Marquez votre nom sur votre pot de lubrifiant et gardez le pour vous pour éviter les contaminations.
Si votre pot a été utilisé il contient les IST et les maladies potentielles présentes dans votre anus et votre intestin. Imaginez le résultat si un donneur l'utilise avec un second voir un troisième receveur puis avec vous !

13) Un lavement manqué ça arrive
N'ayez pas honte, on a tous connu un ou plusieurs fists où nous étions surs que le lavement anal avait parfaitement fonctionné. Et pourtant ... C'est banal, retournez vous laver puis revenez jouer.

14) Dites STOP
Vous n'êtes pas en forme ? Vous ne voulez pas la même chose que le donneur ? Vous avez mal ?
Sachez dire non et refuser. C'est vous qui dirigez le fist.

15) Non au sang
Si le fisteur vous signale du sang, arrêtez-vous immédiatement. Faites une pause et voyez si le sang

continue à couler ou si c'était une petite veine qui a explosé sous le poing du fisteur. Si ça coule, arrosez doucement à l'eau froide. Si ça coule toujours demandez au donneur de vous emmener aux urgences au plus vite.

16) Dites "pause"
Les assauts de votre fisteur sont très vigoureux ? C'est une véritable montagne russe de sensations et d'émotions ? Demandez une pause pour reprendre vos esprits si vous en avez besoin. La suite n'en sera que meilleure.

17) Changez les rôles
Pour mieux comprendre ce que fait le fisteur, changez les rôles, faites vous initier à l'art de fister. Cela vous aidera à mieux comprendre les besoins et les attentes du donneur.

18) Prenez votre temps
Quand le fist est fini, votre corps est un champ de bataille physique et émotionnel tant il a été stimulé.
Prenez votre temps pour revenir à votre vie quotidienne. Levez-vous doucement pour éviter les étourdissements et laissez le sang redescendre de votre tête.

19) Faites-vous dépister
Si vous multipliez les partenaires et que vous vous faites fister à mains nus, alors vous multipliez les risques. Un dépistage ou un suivi sérologique tous les 3 mois s'impose.

20) Amusez-vous
Ne prenez pas le fist trop à coeur, ce n'est pas une performance, personne ne vous donne de note à la fin. Vous êtes là pour prendre du plaisir et vous amuser, pas pour montrer votre parfaite maîtrise des 25 techniques secrètes du fist.

8. Top 20 des conseils pour le fisteur

On donne souvent des conseils au fisté mais rarement au fisteur : voici le top 20 des conseils pour le fisteur. Un chapitre très pratique si vous débutez comme donneur et un bon document à relire de temps en temps si vous êtes expérimenté pour vous rafraîchir la mémoire.

1) Créer la confiance
La confiance fonctionne dans les deux sens ! Etablissez un lien de confiance avec le receveur avant le fist.
Prenez un verre ensemble, discutez, échangez pour voir si vous avez les mêmes envies. Créez un lien émotionnel et psychique en plus du futur lien physique qui vous unira.

2) Communiquez avec le fisté
Un fist ne fonctionne pas sans communication.
Le fisteur dit au fisté ce qu'il va faire, il échange avec lui avant, pendant et après le fist.
Interrogez le fisté, demandez lui comment il se sent, souhaite-t-il que vous le fistiez plus fort, plus doucement, plus vite, plus lentement, lui faites-vous mal ?

3) Si le fisté est trop drogué j'arrête de jouer
Certains fistés aiment prendre des drogues pendant le fist, chose que je déconseille.
Si vous vous rendez compte que le receveur est trop drogué, qu'il ne sait plus ce qui se passe ou ce qu'il fait, arrêtez immédiatement le jeu pour votre sécurité commune.

4) Un fist se fait à deux
Ce n'est pas un donneur qui fait le fist ou un receveur qui le guide de A à Z. Un fist se fait à deux, c'est du sexe et du plaisir pour tous les deux. Le receveur contrôle le fist et le donneur l'exécute.

5) Adaptez-vous : chaque fisté est différent :

Chaque receveur est différent : certains aiment se prendre rapidement un poing profondément dans le cul, d'autres préfèrent faire durer le plaisir. Un receveur apprécie l'action, la torsion, le coulissement du poing dans son anus, un autre préfère un fist plus lent, plus direct et plus doux. Apprenez à sentir votre partenaire, à écoutez (physiquement et oralement) ce qu'il aime, chaque anus est différent et ne réagit pas pareil lors du fist. A vous de vous adapter pour faire de ce fist un moment de plaisir exceptionnel entre vous deux.
Et si vous ne savez pas, relisez le conseil n°2 et communiquez, demandez lui !

6) Prenez votre temps
Comme on l'a vu au conseil n°4, le donneur exécute. C'est une opération délicate et vous pouvez blesser le receveur. Ne vous précipitez pas, on n'est pas à l'usine, prenez le temps de bien le fister.

7) Faites une pause
Le receveur peut avoir besoin de faire une pause. Il va vous le demander. Mais il y a pause et pause et pause.
Pour certains fistés "faire une pause" veut dire : sort ton poing de moi. Pour d'autre, le poing peut rester mais sans bouger. Autre solution, votre sexe doit prendre la place de votre poing.
Avec le temps, vous saurez, en écoutant la voix et en regardant le corps du fist, ce qu'il réclame. Mais si vous l'ignorez ou n'êtes pas sur, demandez le lui.

8) Ne jouez pas si vous êtes dans le caca
Le lavement ne fonctionne pas toujours bien. Si l'intestin de votre partenaire n'est pas propre, arrêtez de jouer et suggérez lui de prendre une douche. Les excréments peuvent être solides ou granuleux ce qui irrite ou blesse le colon lors du fist. En outre ce n'est pas très bon pour votre santé à tous deux de jouer avec des fesses.

9) Le sang signe la fin du jeu
Si vous voyez que le liquide qui sort des fesses du receveur est un peu rose, pas de problème, il y a souvent des petites capillaires fragiles qui craquent durant le fist. Demandez au fisté s'il souhaite continuer ou faire une pause le temps que son corps répare cela.
En revanche, si vous voyez du sang rouge foncé, alors arrêtez immédiatement de jouer et signalez le à votre partenaire.
Retirez-vous et si l'anus continue à saigner, aidez votre partenaire à se rendre sous la douche presto pour rincer délicatement son anus à l'eau froide et faire cesser le saignement.
Si le saignement perdure, direction les urgences ensemble, il va falloir assurer jusqu'au bout et c'est aussi votre rôle en tant que donneur.

10) Mettez des gants
Les gants, c'est comme la capote quand vous faites l'amour. On peut s'en passer, mais à condition d'être exclusif et de faire des tests.
Les gants, c'est la même chose, vous pouvez fister à main nu si c'est votre partenaire, que vos tests sont négatifs et que vos mains et bras ne sont pas blessés.
Dans tous les autres cas, « gantez-vous ».
Attention, certains fistés sont allergiques aux gants en latex ou irrités par la poudre qui les recouvre, en général ils vous le disent avant de jouer. Pensez au gants en caoutchouc, en vinyle ou en nitrile ou aux gants en latex non poudrés.

11) Soignez vos mains
Que vous jouiez avec ou sans gants, vos mains doivent être nickels. Les ongles doivent être coupés aussi courts que possible la veille du fist et limés le jour du fist pour ne pas blesser l'anus du receveur.
Lavez vos mains avec du savon et de l'eau chaude et du produit anti bactérien juste avant de jouer et, une fois que c'est fait, ne touchez plus aucun objet hormis vos gants blancs en latex, le pot de graisse et l'anus du fisté
Si vos mains sont blessées : morsures, coupures, abrasions, mettez obligatoirement des gants

12) Ne touchez pas à tout

Réglez la hauteur du sling, déposez le pot de graisse marqué au nom du fisté à côté de vous et ouvrez le. Posez du sopalin, votre matériel et disposez tout ce dont vous aurez besoin à portée de main. Puis lavez vous les mains comme vu en 11) enfilez vos gants et ne touchez plus à rien hormis l'anus du fisté et le pot de graisse. Si vous touchez une autre surface, un risque de contamination de l'anus du fisté existe. Jetez le gant à la poubelle et prenez en un propre

13) Prenez soin du sling et de la scène de fist

Le fisté est allongé et va certainement salir un peu le sling. C'est votre responsabilité de prendre soin du sling en cuir portatif ou fixe. De le nettoyer avant et après usage, de le protéger avec du papier absorbant, de disposer du papier journal au sol et de jeter le tout à la poubelle quand le fist est fini pour que d'autres puissent y jouer après vous.
Vérifiez que le sol n'a pas besoin d'un nettoyage complémentaire et qu'il n'est pas glissant.
A vous aussi de régler le sling à la bonne hauteur, d'ajuster les sangles de jambes et de vous assurer que le fisté est confortablement installé avant de jouer.

14) Prenez soin de votre partenaire après le fist

Quand le fist est fini, laissez le fisté reprendre ses esprits quelques minutes, allongé au fond du sling. Il en a en général bien besoin, le temps que son corps et ses hormones se calment, surtout si la séance a été intense.
Profitez en pour vous essuyer les mains et les bras avec du papier essuie-tout puis nettoyez les fesses du fisté.
Prévenez le que vous revenez et lavez-vous entièrement les bras et les mains. Le lubrifiant ça gicle partout.
Puis aidez votre partenaire à se relever très lentement. Il vient de passer un long moment en position allongé, le sang va redescendre du cerveau ce qui va l'étourdir. En outre il est certainement épuisé par le fist.
Traitez le comme un enfant, aidez le à se redresser, prenez le dans vos bras, profitez en pour lui faire un dernier câlin pendant que vous le sortez du sling puis posez le en position verticale et gardez le contre vous le temps nécessaire pour qu'il soit stable.

15) Prenez soin de votre hygiène

Vous jouez avec plusieurs hommes ce soir lors d'une soirée fist en sexclub ? Lavez-vous et désinfectez-vous systématiquement les mains et les bras entre chaque partenaire et mettez des gants.
Lavez aussi votre sexe et vos parties intimes si vous avez fait l'amour à votre partenaire ou si vous allez le faire. C'est parfois impressionnant à quel point le lubrifiant peut gicler sans qu'on s'en rende compte.

16) Mettez un sous-vêtement

Quand vous fistez, vous êtes souvent excités et en érection. Vous êtes tentés de vous branler et de caresser votre sexe. Ce qui peut contrevenir au conseil n°12, vous contaminez votre sexe et l'anus du fisté. Mauvaise idée. Enfilez un <u>un jockstrap rouge</u> pour vous empêcher de vous toucher.

17) Ne partagez jamais le lubrifiant

Prenez un pot de lubrifiant neuf pour chaque nouveau fisté. Collé un morceau de sparadrap sur les flancs du pot et écrivez au marqueur le nom du fisté. C'est son pot, ne le partagez pas pour éviter tout risque de contaminations.

18) Pratiquez et faites-vous fister

Les meilleurs tops sont ceux qui pratiquent souvent mais surtout ceux qui se font fister ou ce sont fait fister.
Ainsi ils connaissent les sensations ressentis par le fisté, ils ont déjà été à sa place.

19) Investissez dans votre matériel

Essayez plusieurs paires de gants et trouvez celle dans laquelle vous êtes le plus confortable et qui vous offre les meilleures sensations, le meilleur toucher et ressenti. C'est capital pour prendre du plaisir quand vous fistez mais surtout pour en donner. Ayez toujours plusieurs paires de gants disponibles chez vous comme vu au conseil numéro 10.

De même pour le gel lubrifiant et le sling. Une bonne graisse à fist peut faire toute la différence entre un fist banal et un moment de plaisir incroyable.

Un sling confortable, qui se règle facilement permet au fisté de mieux se détendre et de vous faire confiance.

20) Ne vous forcez pas

Si vous vous sentez trop fatigué, que vous n'êtes pas assez concentré ou pas dans l'esprit de fister votre partenaire, remettez le jeu à plus tard. Mieux vaut un fisté frustré que blessé, il s'en remet plus rapidement.

Dernier conseil, si vous jouez souvent avec des partenaires différents, faites-vous dépister et suivre de manière régulière, par exemple dans un CeGIDD. C'est gratuit et anonyme.

9. Comment fister en profondeur ?

Fister un homme au poing est difficile, mais il existe un défi encore plus grand ! Comment fister en profondeur jusqu'au coude ou jusqu'à l'épaule ?

Au souci de la taille s'ajoute celui de l'anatomie humaine et de la psychologie ! Voyons cela ensemble.

Au début, vous avez fisté votre partenaire avec le poing et ce n'était guère facile. Mais vous avez lu comment se déroule un fist anal et vous avez appris.

Vous avez découvert comment faire un lavement anal avant le fist pour que votre intimité soit plus propre et vous avez progressé et pris plus de plaisir.

Et puis vous avez décidé d'en prendre un peu plus et utilisé des godes et des plugs pour agrandir votre anus et l'assouplir.

Sans oublier l'application de la graisse ou du lubrifiant que vous maitrisez désormais complètement. Avec vous, c'est Holiday on Ice à chaque fois, vous avez du savoir faire.

Mais depuis peu, vous souhaitez fister en profondeur votre mec. Vous souhaitez insérer non pas le poing dans le cul d'un homme, mais bien avec tout l'avant bras !

Cela demande encore plus de doigté de la part du fisteur et une immense décontraction de la part du fisté.

Un spray anal décontractant peut vous aider mais c'est surtout au niveau du cerveau reptilien du mec fisté que tout se décide. S'il envoie un message chimique pour bloquer le passage, le poing et le bras ne passeront pas.

Il faut également travailler l'anus du fisté avec de longs godes pour qu'il s'habitue lentement mais surement à la taille de l'avant bras : 40 cm de long en moyenne !

Comment travailler l'anus du fisté avec des sextoys pour un fist en profondeur ?

En moyenne le gros intestin mesure 7 cm de diamètre. C'est lui que nous allons travailler pour permettre le passage du poing.

Commencez par lire le chapitre pour agrandir et assouplir votre anus avec des sextoys et continuez avec des godes géants.

Prenez des godes longs mais pas trop larges puis augmentez graduellement la largeur et la longueur

Par exemple le plug anal torpédo de 7 cm de diamètre pour 33 cm de long qui représente déjà un beau et long sextoy.

Passez ensuite à son grand frère le Plug Mister B Wad de 8,5 cm de diamètre pour 25 cm de long.

Vous progresserez ainsi en longueur et en largeur, même si son diamètre ne devrait pas vous faire peur.

Enfin ce gros plug noir de 15,5 cm de long pour 10 cm de diamètre est un excellent juge de paix. S'il passe alors tout passe et vous pouvez fister en profondeur.

Vous pouvez prendre le temps nécessaire pour les apprivoiser et les faire entrer en vous totalement et élargir vos sphincters.

Fister en profondeur : le point anatomie

Fister en profondeur revient à surmonter de nombreux obstacles anatomiques.
Tout d'abord domestiquer les sphincters.

Le sphincter est un muscle situé autour du tube digestif.
En se contractant il ferme votre intestin.
En se décontractant, il permet le passage du bras et du poing pour un fist profond.

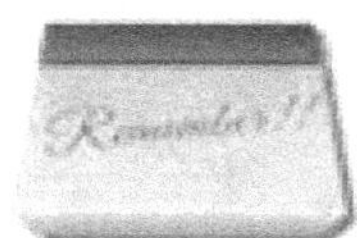

On trouve plusieurs sphincters dans le tube digestif qui sont autant de portes à franchir en douceur pour votre poing.
Le sphincter interne à l'anus et le sphincter externe à l'anus.
Le pylore, en bas de l'estomac, passage vers l'intestin grêle.

Autres passages difficiles, la barrière sigmoïde ou sigmoïde et le rectum, tous deux en forme de S.

C'est ce double S qui est difficile à passer et à apprivoiser pour le fisteur.
Le chemin, non rectiligne, change souvent de direction et ses lacets poussent le fisteur à tourner son poing.

De plus le chemin s'étrécit ! Si le diamètre du gros intestin est d'environ 7 cm, on passe ensuite à une largeur de 3 à 5 cm.

Les os jouent aussi un rôle dans l'anatomie du fisté.

Son bassin est plus ou moins étroit ce qui rend le passage du poing et du bras du fisteur plus ardu.

Le coccyx, l'os qui achève la colonne vertébrale, ne facilite pas non plus le fist et le cheminement de la main.

Le fisteur doit faire preuve d'infiniment de délicatesse et prendre son temps.

Il doit apprivoiser chaque sphincter, les caresser et leur prodiguer du plaisir pour qu'ils s'ouvrent et qu'il puisse faire avancer son poing plus en profondeur.

S'il est trop brutal ou que la sensation est désagréable, le cerveau reptilien (ou cerveau primitif, celui qui gère nos réflexes de fuite devant le danger) va réagir et contracter les muscles. Impossible alors pour la main de passer, le fist ne se fait pas.

L'anatomie de chaque fisté est différente : il doit tout réapprendre à chaque nouveau partenaire.

Malgré toutes ces difficultés, les fisteurs parviennent à faire pénétrer leur poing et leur avant bras dans le fondement de leurs partenaires bien préparés, confiants et qui s'abandonnent totalement à eux.

Certains fistés sont si gourmands et si gâtés anatomiquement par mère nature qu'ils goûtent au plaisir extrême du double fist !

Fister en profondeur : la rencontre de deux volontés et deux envies

Un fist en profondeur est le fait de deux personnes : un fisteur et un fisté, un donneur et un receveur.

 Les deux pratiquants doivent être très expérimentés.
Si l'un ne l'est pas, l'autre doit être en mesure de le former.

Pour progresser vers le fist profond, il faut rencontrer les bonnes personnes avec lesquelles vous vous sentirez bien.

Chaque fisté a son anatomie, chaque fisteur a sa façon de procéder, la rencontre entre la main et l'anus doit être fusionnelle.

Le fist nécessite de l'écoute des réactions physiques et verbales de son partenaire et de la sensibilité. Il faut savoir varier les approches, être curieux et intuitif pour être un bon fisteur.

Il faut aussi être respectueux, progresser en douceur, caresser avec fluidité et savoir s'arrêter, revenir en arrière, si votre partenaire a mal ou si vous sentez que ses muscles se contractent et vous bloquent.

Cela parait simple en théorie, mais la pratique est beaucoup plus compliquée.
Il y a des jours ou le fisteur est bon, d'autres ou il donne moins de plaisir pour de multiples raisons. Fatigue, stress, manque d'envie ou de concentration.

De même pour le fisté. Le fist est un échange à deux, comme quand on fait l'amour.

Le fisté doit de son côté avoir le désir de se faire fister profondément, la confiance en son partenaire et enfin le fist doit lui apporter un plaisir suprême.

On ne se laisse pas envahir par un corps extérieur aussi facilement qu'on boit un verre d'eau, il faut que votre cerveau soit d'accord et que votre corps l'accepte.

Certains jours, le fisté sera trop stressé ou fatigué pour se laisser fister. N'hésitez pas, remettez le fist au lendemain.

Si les deux partenaires s'entendent, se font confiance et se respectent alors le fist en profondeur peut avoir lieu.

Ne soyez pas marris si vous n'allez pas aussi loin que vous l'auriez voulu. Il y aura d'autres fists. Et l'essentiel est de prendre son pieds.

Evitez l'écueil de la performance à tout prix : votre intestin est fragile, la moindre déchirure peut vous emmener à l'hôpital et vous priver du plaisir du fist pendant longtemps, ou même pire, à vie.

Privilégiez le plaisir et le désir. Et vous n'avez pas nécessairement besoin de fister jusqu'au coude ou à l'épaule si un poing dans l'anus vous fait déjà accéder au nirvana !

Fister en profondeur : quel matériel ?

Conservez votre lubrifiant pour fist favori, nul besoin d'en changer.

Par contre il vous faut des gants longs pour le fist en latex : vos gants courts habituels ne vous protègent plus assez, ni vous ni votre partenaire.

J'insiste vraiment sur les gants car ils sont très protecteurs pour les deux joueurs.

Si l'avant bras du fisteur est blessé, même par une micro blessure, il peut contaminer le fisté, lui transmettre ses bactéries et provoquer une infection.

De même les bactéries présentes dans l'intestin du fisté peuvent infecter la blessure du fisteur.

En outre la graisse se répand de façon plus harmonieuse sur le latex. Et ce matériau gomme les reliefs qui pourraient blesser les muqueuses et l'intestin.

10. Quel gant porter pour le fist ?

Point capital s'il en est avec le choix du lubrifiant pour le fist, quel gant porter pour le fist ?

Mais avant de voir quel gant porter pour le fist, arrêtons nous au pourquoi porter des gants pour le fist.

Les gants sont d'abord utiles pour les personnes qui ont mal coupé et limé leurs ongles. Ils empêchent toute blessure voir fissure anale. Le fist n'en est que plus agréable, vous jouez sans vous poser de questions.

En outre, les gants empêchent le passage des MST et des IST.

Que vous ou votre partenaire soyez blessés, avec des gants, vous serez protégés, vous pourrez pleinement vous concentrer sur le fist & sur votre plaisir mutuel. A l'inverse, sans gants, si vous êtes blessés et porteur d'une MST ou d'une IST, le risque de contamination est très important.

Seul inconvénient du gant, il gomme partiellement les sensations, obligeant le fisteur a être encore plus concentré et à l'écoute du fisté.

Il existe quatre types de gants que nous allons voir ensemble.
Il y a d'abord des gants en nitrile, en vinyle, en caoutchouc naturel ou en latex.

Les gants en latex

Ces derniers sont les gants les plus connus et les plus commercialisés. On trouve souvent des gants en latex par boite de 100.
Les gants en latex sont ceux que portent votre chirurgien dentiste ou votre médecin quand il doit vous ausculter.

Ces gants sont confortables car extensibles, ils s'adaptent parfaitement à vos mains, quelle que soit votre morphologie.
En outre, ils restituent correctement les sensations et le fisté les sent à peine.
Toutefois les gants en latex ont tendance à s'enrouler, à se froisser, ce qui peut être gênant.
Ces produits sont disponibles dans toutes les tailles, très facilement.

Attention il existe des gants en latex avec ou sans poudre. La poudre sert pour mettre les gants plus facilement.

Choisissez les en connaissance de cause, notamment si la poudre irrite votre anus ou celui de votre partenaire de jeu.

Enfin ils existent en deux format : court ou gant en latex long jusqu'au coude pour un fist technique en profondeur.
On trouve des gants en latex jetables et plus rarement des gants en latex réutilisables.

Les gants en vinyle

Les gants en vinyle sont beaucoup moins courants : ce sont des gants transparents, comme ceux que portent les personnes qui touchent la nourriture avec leurs mains pour préparer des sandwichs ou des salades.

Ces gants sont moins flexibles que les gants en latex et sont moins poudrés, ce qui irrite moins l'anus.

Attention à l'épaisseur de ces gants, plus ils sont fins, plus ils sont chers mais mieux vous sentez ce que vous faites, ce qui est capital pour un fist réussi.
N'hésitez pas investir et à prendre du haut de gamme si vous appréciez les gants en vinyle.

En général vous trouverez les gants en vinyle en taille S, M et L voir XL.

Les gants en nitrile

Les gants en nitrile noir sont rares, vous les trouverez surtout dans les magasins gays fétichistes.
Ce sont des gants confortables, mais leur toucher est un peu moins bon que des gants en latex ou en vinyle.
Ils sont disponibles en plusieurs tailles, pratique pour s'adapter à toutes les mains.

Les gants en caoutchouc

Enfin les <u>longs gants en caoutchouc industriel</u> : ce sont souvent des gants longs et fermes, qui remontent haut, ce qui les rend très pratiques pour un fist profond jusqu'au coude.
En outre ces gants en caoutchouc sont lavables, vous pouvez les désinfecter et les laver après usage pour mieux les réutiliser ensuite.

Toutefois, ces gants sont épais, le caoutchouc ne laisse pas passer beaucoup de sensations. Nous vous les recommandons si le fisteur est expérimenté.

En conclusion, j'ai un petit faible pour les gants en latex, très fins et pratiques.

Même si vous portez des gants, n'oubliez pas de vous couper les ongles à ras et de les limer ensuite. ils doivent être aussi doux que la peau d'un enfant et ne surtout pas accrocher. Deux précautions valent mieux qu'une.

11. Comment choisir son lubrifiant pour le fist ?

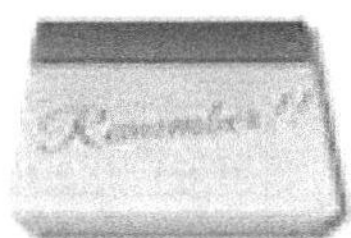

Pour un fist réussi il faut le bon matériel ! Comment choisir son lubrifiant pour le fist ?

Plusieurs critères entrent en ligne de compte, selon vos préférences, vous ne choisirez pas le même lubrifiant pour le fist !

Est-ce que vous aimez avoir le contrôle ?

Vous voulez avoir le contrôle ? Vous souhaitez faire votre lubrifiant vous-même ? Alors il vous faut un lubrifiant que vous puissiez doser à volonté.
La poudre pour le fist est parfaite.

Préférez-vous un lubrifiant pour le fist gras ou non gras ?

Selon les lubrifiants à fist utilisés, se pose la question : préférez-vous un lubrifiant pour le fist gras ou non gras ?

Les <u>fans de graisse Crisco</u> en font parfois la douloureuse expérience quand ils ne mettent pas de <u>bâche de protection anti gras</u> ou ne recouvrent pas le sol de vieux journaux.

Le Crisco est très gras et tâche les tissus. Il rend le sol très glissant, une vraie patinoire. Puis il possède une odeur caractéristique, assez lourde. En outre, il est riche en acide gras saturé, et fait grossir le fisté quand il passe de son intestin à son organisme.

Attention, il rend le latex poreux. Adaptez les gants en conséquence pour ne pas attraper d'IST ou de MST. Enfin il est difficile de l'évacuer de votre intestin.

Le Crisco est une graisse alimentaire détournée de son usage premier, elle n'est pas conçue pour le fist. Mais si tous ses inconvénients ne vous gênent pas, c'est un compagnon fidèle pour un fist réussi et glissant. En outre il est peu cher par rapport aux graisses concurrentes.

Si vous préférez un lubrifiant non gras pour le fist, alors vous avez différentes solutions, à commencer par Mister B : le test du pot de graisse classic pour le fist Mister B s'est bien déroulé.

Nos testeurs sont satisfaits de ce produit, notamment du fait qu'il soit un lubrifiant à base de silicone et d'eau de classe médicale, un gage de vrai sérieux. Ce qui implique qu'on peut faire l'amour en l'utilisant, utilisez des sextoys et qu'il n'est pas toxique.

Seconde solution, le Mixgliss Max, un produit français. Bon produit, dosage facile, nettoyage rapide, qui ne tâche pas, ne colle pas mais qui manque parfois de glisse selon nos testeurs.

Troisième solution, le Boy Butter H2O, un lubrifiant à base d'eau: nos testeurs ont été emballés par ses qualités, il a tout pour lui mais il coûte cher.

Faut-il prendre un lubrifiant pour le fist chauffant ?

Un lubrifiant chauffant pour le fist est intéressant pour permettre à votre anus d'être plus détendu plus rapidement.
C'est pratique pour les novices ou les fistés qui ont un anus très serré !
Toutefois la graisse à fist chauffante ne fait pas de miracle, si le fisteur est stressé, son anus ne s'ouvrira pas plus, il doit être en confiance.

Faut-il prendre un lubrifiant pour le fist insensibilisant ?

Nous testeurs ont bien aimé tester la graisse à fist insensibilisante !
Toutefois ils nous ont bien mis en garde.

En effet le fisté a besoin de toutes sa sensibilité lors du fist pour pouvoir guider le fisteur.
En outre le nombre de nerfs dans l'intestin décroit avec la profondeur, les insensibiliser revient à fister dans le noir et à accroître le risque d'être blessé pour le fisté.

Une graisse insensibilisante pour le fist est à réserver aux fisteurs et aux fistés expérimentés.

Préférez-vous un lubrifiant sous forme de pot ou de bombe ou de tube ?

Selon vos envies, vous sélectionnerez plutôt un lubrifiant à fist sous la forme d'une graisse à fist en pot ou au format d'une bombe de mousse à raser ou encore d'un tube avec ouverture pratique.

Tout dépend de vos affinités et de vos habitudes.

Plusieurs choses à savoir avec un pot de graisse pour le fist.
D'abord un pot est personnel, une fois que le fisteur a trempé son gant dedans plusieurs fois, la graisse est contaminée avec les bactéries, les virus et les microbes présents dans l'anus du fisté.

Ensuite un pot prend plus facilement la poussière quand il est ouvert, il recevra aussi les projections accidentelles.
Enfin le dosage est assez aléatoire.

En ce qui concerne une bombe ou un tube, vous dosez proprement la graisse qu'il contient, il n'y a pas de contamination bactérienne, donc il est réutilisable pour plusieurs fistés (même si nous vous recommandons de l'éviter par précaution).

Il ne prend ni la poussière ni les projections car il est fermé.
Mais il coûte généralement plus cher.

Tout est donc une affaire pécuniaire.
De mon côté, j'ai tranché, j'investis pour mon plaisir.

Existe-t-il un meilleur choix pour le lubrifiant pour le fist ?

Non, il n'y a pas de meilleur choix.
Tout va dépendre de vos envies, de vos pratiques du fist.

Si vous êtes débutant ou expérimenté, vous n'aurez pas les mêmes envies ou les mêmes attentes pour le lubrifiant pour le fist.

Je vous conseille néanmoins deux produits qui s'adaptent à toutes les situations.

Le premier, c'est le Boy Butter H2O, une graisse à fist tous terrains qui existe en pot ou au format bombe de mousse à raser.

Le second, c'est le Lubrifist, une crème française pour le fist présentée en pot. Très glissante, très pratique, compatible avec les capotes et les sextoys, à base d'eau.

12. La préparation du J Lube

La préparation du J Lube est souvent compliquée pour deux raisons : d'abord le J-Lube se mélange mal et fait des grumeaux.

Ensuite il ne se conserve pas longtemps, même au frigo, car il contient de la saccharose.
Ce sucre permet aux bactéries de se développer plus facilement, il faut donc rapidement jeter votre J-Lube maison à la poubelle, même si, visuellement, tout parait aller.

Toutefois on peut préparer et fabriquer son lubrifiant J-Lub facilement, exclusivement pour un usage externe, grâce à nos astuces.
Attention, le gel J Lube est dangereux en usage interne, notamment pour le fist comme nous l'expliquons dans le chapitre suivant.

Plusieurs solutions existent pour préparer son J Lube : soit juste avant de faire des câlins, soit bien en amont.

Voici des recettes de préparation du J-Lub.

Lubrifiant J Lube : préparation express avant de faire des câlins

Mouillez la zone que vous voulez lubrifier.
Saupoudrez un peu de poudre J-Lube sur cette zone puis pétrissez la zone en continuant à la mouiller doucement.

La zone devient très glissante, extra lubrifiée.
Le gel fist J-Lube adhère plus longtemps et reste sur la peau même dans une piscine ou une baignoire.

Préparation du J-Lube au micro-ondes

Voici la recette pour préparer le J-Lube avec un four micro-ondes.

Placez quelques grammes de J-Lube dans un bol et ajoutez 100 ml d'eau.
L'eau doit être légèrement trouble et des grumeaux se forment à la surface.

Enfournez le bol au micro-ondes pour deux minutes sur 800 Watts.
L'eau chauffe, mousse et les grumeaux disparaissent petit à petit.

Répétez l'opération pour quelques minutes supplémentaires selon la puissance de votre four.
L'eau s'évapore, il n'y a plus de grumeaux et vous obtenez un produit épais et aisément malléable.

Si vous trouvez votre J-Lube lubrifiant trop épais, proche de la slime, ajoutez lui un peu d'eau et mélangez.
Si vous le trouvez trop liquide, faites le chauffer au micro-ondes.

Vous pourrez ainsi obtenir après essais le produit parfait.

Enfin, le lubrifiant obtenu se nettoie plus facilement que le J-Lube classique

J Lube préparation en avance

Cette recette de préparation du J-Lub en gel est plus longue et compliquée que les précédentes.
Mais si vous avez un peu de temps devant vous, elle est très efficace.

Recette facile pour fabriquer du J Lube.

Procurez une bouteille d'un demi-litre avec obligatoirement un bouchon sport.
Cela marche aussi avec un bouchon classique et une bouteille en verre mais le bouchon sport
permet de couper facilement les filaments produits par le gel de J-Lube.

Faites bouillir de l'eau pour en éliminer les impuretés, laissez la refroidir.
Pendant ce temps, ajoutez quelques grammes de J-Lube en poudre dans la bouteille.

Remplissez la bouteille d'eau quasiment jusqu'au sommet.
Rebouchez la et secouez la pour diluer le J-Lube.

Laissez la bouteille au frigo pendant 24 heures pour éliminer les grumeaux.
Vous pouvez maintenant jouer avec votre J-Lube.

Le bouchon sport permet de doser facilement le J-Lube mais aussi de couper les filaments.
Il peut se manipuler facilement même si vos doigts glissent.

Cette J Lube préparation est très efficace et vous permet de fabriquer votre lubrifiant quand vous
avez 5 minutes de libre.

13. Le J-Lube est-il dangereux ?

Est-ce que le lubrifiant J Lube égal Danger ? Est-ce que le gel J-Lube est dangereux pour ma santé ?

Penchons nous sur son aspect médical.

Une controverse existe au sein des utilisateurs, entretenue par les concurrents, sur la formulation du
lubrifiant en poudre J-Lube.

D'abord le J-Lube est un produit vétérinaire pour l'obstétrique, notamment pour les vaches, il n'est
pas conçu pour le fist.

Toutefois les produits vétérinaires sont soumis à des normes, ils doivent passer des certifications
d'un niveau presque équivalent aux médicaments pour les êtres humains.

Ils sont donc élaborés et fabriqués avec le plus grand soin et, depuis le scandale de la vache folle, ils
sont scrutés à la loupe.

Quelle est la composition du J Lube lubrifiant ?

La formule du J-Lube contient 75% d'agent dispersant sous forme de saccharose (du sucre) et 25%
de polymère, l'oxyde de polyéthylène.

L'agent dispersant permet au gel lubrifiant J-Lub de se répandre sur les objets qu'il touche. Sans la
saccharose, le produit formerait, une fois mouillé, une grosse boule de polymère difficilement
utilisable.

L'oxyde de polyéthylène est le composant qui permet au J Lub lubrifiant d'être très glissant.

Le J-Lube un danger pour le corps ?

Voyons les dangers que le J-Lube gel pour le fist peut présenter pour votre corps.

La saccharose utilisée comme agent dispersant est du sucre.
Rien de dangereux dans le sucre, sauf si vous êtes diabétique, auquel cas le
lubrifiant gel J-Lube pour le fist est un danger pour le corps .

Si vous êtes diabétique, évitez le J-Lube par précaution, même s'il ne contient que
très peu de sucre.

En outre le sucre permet aux bactéries de se multiplier.

En conclusion, jetez le J-Lube que vous avez élaboré si vous l'avez gardé au frigo plus de 2 jours.
Cela évitera des accidents.

Passons au polymère, l'oxyde de polyéthylène. C'est sans doute le produit qui pose le plus de
problèmes quand à la santé.

D'abord si le fisteur est trop violent et déchire votre péritoine lors du fist, une membrane qui tapisse
les viscères, le pelvis et l'abdomen, le produit est toxique pour votre corps.

Une étude menée sur des rats a conclu que les polymères sont aussi toxiques si vous les avalez.
On parle ici d'un gros bol à soupe bien rempli de J-Lub en poudre, pas de quelques gouttes de
lubrifiant que vous pourriez avaler par mégarde.

L'oxyde de polyéthylène ou polyéthylène glycol, autrement nommé PEG est d'après les tests, du
PEG-90M.
Un produit utilisé en cosmétique externe et que l'on retrouve dans les mousses à raser, les lotions et
les shampooings.

Toutefois ce PEG contient parfois des impuretés comme le 1,4-dioxane, un irritant et un
cancérogène soupçonné.
Et de l'oxyde d'éthylène, un cancérogène connu et une neurotoxine soupçonnée.

Et la c'est nettement plus grave, le J-Lube est un danger pour le corps si vous l'utilisez en interne,
pour le fist par exemple.

L'absorption de ces produits sera beaucoup plus grande que si vous l'utilisez en usage externe.
En conclusion le gel en poudre J Lube est dangereux.

Tournez vous plutôt vers un autre lubrifiant pour le fist et préservez votre santé.

14. Comment appliquer proprement la graisse pour le fist ?

La graisse pour le fist est souvent présentée en pot de graisse ou issue de graisse végétale comme le
Crisco : comment appliquer proprement la graisse pour le fist ?

Avec des gants ce n'est pas pratique, on en met partout, la graisse goutte ou tombe sur le sol, on en
met trop.

Si vous voulez fister, ce n'est pas grave, mais si vous désirez jouer proprement ou jouer sur une
zone en particulier ou lubrifier un sextoy c'est impossible.

Plusieurs solutions s'offrent à vous pour appliquer proprement la graisse pour le fist.

La seringue en plastique

Première solution, utilisez une seringue en plastique, sans l'aiguille : elle permet de déposer
finement la crème fist sur la zone à lubrifier.

Une fois l'application terminée, vous jetez la seringue en plastique à la poubelle.
Et voilà comment appliquer proprement la graisse pour le fist !

Mais le plastique n'est pas très écologiquement correct et s'il est souillé par la graisse, il ne sera pas
recyclé. Et peu de gens ont un stock de seringues en plastique chez eux.

La seringue en laiton

Autre solution, utiliser une seringue à lavement en laiton chromé.

Détournez la de son usage primaire et emplissez la de lubrifiant à fist. Déposez ensuite la graisse
avec précision : c'est propre, c'est facile et c'est rapide.

Vous pourrez ensuite la laver à l'eau et au savon ou au lave vaisselle puis la réutiliser. Une bonne idée pour appliquer proprement la graisse pour le fist.

La bouteille en plastique à presser

Autre solution, comme la majorité de la population, vous n'avez pas de seringue en plastique ou en laiton pour appliquer la graisse à fist sous la main, achetez des bouteilles en plastique pour condiments.

Le genre de bouteille avec un embout long et fin pour le ketchup ou la moutarde que l'on trouve dans les diners américains.

L'ouverture est large, ce qui permet de les remplir facilement de graisse lubrifiante à fist.

On les presse pour les vider de leur contenu.
Ici, vous choisissez la bouteille de l'équipe Mayo ou Ketchup (clin d'oeil à Burger Quiz) et vous les remplacez par votre graisse favorite.

Ces bouteilles sont elles aussi jetables, quand vous les avez utilisées et réutilisées.

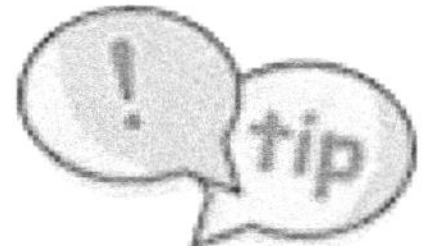

En outre, elles se lavent facilement. Bonne idée pour appliquer proprement la graisse pour le fist

Ca marche avec toutes les bouteilles en plastique que l'on peut presser : pour les condiments, le miel, la pâte à tartiner, le caramel liquide.

Ca marche aussi mais après de nombreux et précautionneux rinçages pour enlever tous les produits toxiques avec les bouteilles de produit vaisselle.

La distributeur de savon

Cette solution est beaucoup moins pratique car la graisse encrassera le système de pompe, servez-vous en en dernier recours.

Une fois le distributeur de savon vide et bien rincé, remplissez le avec de la graisse lubrifiante pour le fist.
Pressez ensuite la pompe pour la faire monter et la répandre avec précision sur la zone à lubrifier.

La graisse à fist dans une bouteille avec distributeur

Regardez du côté de chez Boy Butter qui propose sa graisse Boy Butter H2O ou sa graisse Boy Butter Original sous forme de bombe de mousse à raser.

La distribution est très propre, impossible d'en mettre partout. C'est la meilleure solution. Pas d'accessoire qu'on oublie, prenez votre "mousse à raser" et c'est tout.

Ou sinon privilégiez une solution française avec le lubrifiant Mixgliss Max dans un tube avec un embout de distribution. C'est moins pratique que le Boy Butter mais ça marche.

Voici comment appliquer proprement la graisse pour le fist et faciliter votre pratique du fist.

15. Quel plaisir ressent-on à être fisté ?

Le fist parait barbare et douloureux : mais en vérité il est jouissif ! Quel plaisir ressent-on à être fisté ?

Le plaisir ressenti lors d'un fist réussi est bien plus long et profond que lors d'une relation sexuelle.

Contrairement à un sexe, un poing et un bras ne débandent pas, ils restent en érection en permanence, vous pouvez donc prendre du plaisir aussi longtemps que vous voulez.

Ensuite un poing et un bras sont plus larges et plus longs qu'un sexe : vous allez plus loin et excitez plus de zones nerveuses et de récepteurs qui procurent du plaisir.

Essayons de décrire les sensations : quel plaisir ressent-on à être fisté ?

Il y a un plaisir physique et un plaisir psychologique.

Psychologiquement la main et le bras sont comme un immense sexe en érection. C'est un symbole fort, une forme de domination mais aussi d'appartenance, de possession à la personne qui pratique le fist. Certains fistés disent à leur fisteur que leur cul est à eux.

Physiquement, on parle d'une fusion entre les deux personnes.

D'un côté le fisté se sent plein, littéralement rempli du bras qui le fiste. C'est une sensation que recherchent beaucoup de passifs amateurs de sexes énormes.

Lorsque la main pénètre pour la première fois dans le cul, on a l'impression d'être sodomisé par une verge géante, extrêmement puissante et beaucoup plus large que tout ce que vous avez expérimenté jusque la.

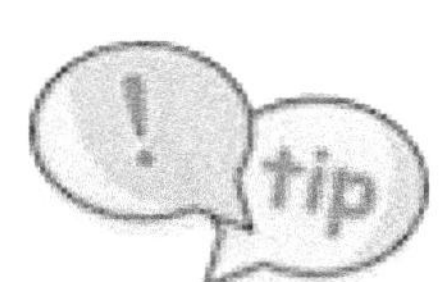

La plupart des sexes en érection ne sont pas aussi larges et longs qu'un poing et un bras. Ils remplissent le rectum et remontent beaucoup plus loin, ils produisent une pression sur les organes, c'est beaucoup plus intense.

En outre les sensations sont démultipliées par rapport à un rapport anal classique car il y a beaucoup plus de zones nerveuses qui sont stimulées en même temps, dont certaines étaient vierges de ce type de stimulis.

Le fist permet d'exciter directement la prostate, le point P ou point G masculin.

C'est une petite glande en forme de noix, cachée entre la vessie et la prostate.

Elle est difficile d'accès, mais, une fois aiguillonnée, elle peut provoquer des orgasmes secs, sans éjaculation, extrêmement forts, plus puissants qu'un orgasme éjaculatoire, avec un sexe mou ou débandé.

Vous sentirez qu'elle est stimulée car elle provoque une envie d'uriner, même si la vessie est vide.

C'est une combinaison unique d'un plaisir nouveau et extrêmement jouissif, voluptueux et stupéfiant.

De l'autre le fisteur sent profondément le fisté, il éprouve toutes ses contractions musculaires, c'est une interpénétration exceptionnelle.

Enfin le plaisir éprouvé lors d'un fist dépend des gestes du fisteur : s'il sait fister en douceur, lentement mais surement.

Interrogés, certains fistés expliquent que les mouvements rythmiques de la main et du bras du bas vers le haut et du haut vers le bas dans le gros intestin sont une expérience unique qu'aucune autre sensation sexuelle ne peut égaler.

Le rythme, mélangé au plaisir, en devient hypnotique et planant, certains fistés décollent complètement et sont ailleurs, en dehors de leur corps, nageant dans un océan de plaisir, le corps traversé par de multiples vagues de plaisir qui n'en finissent pas.
Leur anus est complètement dilaté et leurs nerfs ne ressentent plus la douleur mais exclusivement le plaisir, jusqu'à ce que les muscles anaux crient grâce et déclarent qu'ils sont trop fatigués.

Le fisteur prend son plaisir en jouant du corps du fisté comme d'un orchestre symphonique, exécutant une mélodie connue de lui seul sur son instrument.

Le plaisir se fait encore plus intense quand la main se serre en un poing, car elle prend plus de place et frotte de manière plus forte la paroi du gros intestin et du colon.

Ou si le mouvement est moins fluide, si le fisteur doute un peu.

En ce cas le fist sera désagréable voir douloureux ou encore il n'aura pas lieu, le fisteur ne parvenant pas à faire entrer sa main.

Les sensations varient donc énormément.

Quel plaisir ressent-on à être fisté ?

Quand c'est bien fait, on ressent de multiples orgasmes qui s'enchainent pour le fisté et un sentiment d'appartenance, de fusion entre les deux partenaires.

16. Comment pratiquer un fist vaginal ?

Une partenaire excitée et dilatée

Il faut d'abord que votre partenaire soit bien excitée.
Pour un bon fist vaginal, commencez par des préliminaires de qualité, caresses, bisous, stimulation du vagin et du clitoris avec un cunnilingus, n'hésitez pas à y mettre les doigts et la langue ou à acheter une magic wand vibro doxy massager.
Le but est que votre compagne produise beaucoup de cyprine et que l'excitation soit à son maximum.
N'hésitez pas à lui procurer un ou deux orgasmes avant de pratiquer un fist vaginal.

Pour une pénétration facilité et moins douloureuse de votre poing, il faut que le vagin soit bien dilaté.
Donc vous pouvez jouer avec des godes, un vibromasseur rechargeable pour que le plaisir dure plus longtemps et que votre compagne soit très excitée et ait envie d'aller plus loin.
Vous pouvez aussi faire l'amour plusieurs fois ce qui a le double effet recherché : un vagin dilaté et une forte production de cyprine.

L'hygiène lors du fist

Viens alors le moment du fist.
Si vous fistez à mains nus, l'hygiène du fisteur est capitale.
Vérifiez que vous n'êtes pas blessés : les MST et les IST peuvent se propager facilement si c'est le cas.
Pour cela imbibez un coton d'alcool ou d'eau oxygénée et passez le sur la peau des mains et des bras du fisteur. Les petites douleurs ou les sensations de démangeaison correspondent aux endroits ou vous êtes blessés. Dans ce cas, mettez plutôt un gant pour le fist non poudré.

Le fisteur doit se laver les mains et les bras avec une solution antiseptique désinfectante pour commencer.
Vérifiez que ses ongles sont coupés et limés très ras et que rien n'y accroche. De même pas de bagues, bracelets ou bijoux. Sinon il y a un risque de lésion ou de blessure.

Si votre partenaire mouille énormément, que la cyprine coule beaucoup, peut-être un fist naturel est-il envisageable. De même si vous avez déjà fait l'amour plusieurs fois auparavant et avez utilisé beaucoup de gel. Sinon utilisez un lubrifiant pour le fist comme Mixgliss Max.

Je vous recommande plutôt de fister votre compagne avec des gants en nitrile pour plus de sécurité : en effet nul besoin de se limer les ongles et les gants protègent des IST et MST. Ils sont compatibles avec le lubrifiant pour le fist.
Mais que cela ne vous empêche pas de vous laver les mains à l'eau chaude et au savon avant de fister. C'est toujours mieux.

Comment fister ?

Le vagin est une zone très érogène mais aussi très sensible.
Les mots clefs, ce sont la douceur, l'écoute et la concentration lors du fist.

Enfilez votre gant, sortez le lubrifiant pour le fist. A ce sujet, n'utilisez jamais le même lubrifiant ni le même gant pour deux personnes. Il y a risque de transmission d'IST ou de MST.

Commencez par faire entrer un doigt dans le vagin, lentement, délicatement.
Embrassez votre partenaire en même temps, excitez ses zones érogènes, léchez ses seins si cela la stimule, embrassez lui la bouche, le cou, les oreilles, choisissez les endroits les plus tactiles qui attisent son envie à chaque fois.

Faites plusieurs allers et retours, puis entrez un second doigt, stimulez le clitoris et recommencez votre petit manège à chaque doigt. Votre partenaire est de plus en plus excitée et au fur et à mesure que vous faites pénétrer vos doigts, elle produit de plus en plus de cyprine et manifeste sans doute son plaisir.
Son corps ondule, se tord, ses muscles se contractent et se décontractent. Si c'est une femme fontaine, l'orgasme n'en sera que plus fort et plus humide. Prévoyez le nécessaire, comme un drap de protection étanche en vinyle pour éviter d'en mettre partout.

N'hésitez pas à recourir à tous les artifices qui vous excitent d'habitude : vocabulaire cochon ou dégradant, soumission / domination, arrêt et reprise du jeu, travail des tétons, excitation du clitoris, tout est bon pour créer un désir immense.

Il arrive souvent que l'esprit de votre partenaire s'évade sous la puissance du plaisir éprouvé, il continue de crier son plaisir, il est physiquement présent mais mentalement ailleurs.
De son côté, le fisteur est en général très excité par le plaisir qu'il donne.

Les trois premiers doigts, index, majeur et auriculaire passent en général facilement, ce n'est pas plus épais qu'un sexe en érection. Mais les deux suivants demandent plus de patience et d'excitation.

Le pouce est l'ultime épreuve. En général la personne fistée hurle à ce moment la. Elle est sous l'emprise du fisteur et crie son plaisir.
C'est le moment pour le fisteur de refermer doucement sa main et le transformer en poing.
Le fisteur tourne sa main à droite, à gauche, délicatement. Son poing rempli complètement le vagin de sa partenaire, il est la source du plaisir.

Il peut ensuite le faire aller et venir, l'enfoncer un peu plus profondément, continuer à le faire tourner, chaque mouvement est source de délice car il caresse les parois interne du vagin et stimule ses terminaisons nerveuses, ce qui accroit l'orgasme de la personne fistée.

Le fist est en général très intense, laissant les deux partenaires éreintés tant physiquement que mentalement, car la jouissance est à la fois physique et mentale.
D'un côté la personne fistée s'abandonne totalement au fisteur et jouit, de l'autre, le fisteur gère totalement le plaisir de sa partenaire et jouit de le faire. Il doit rester concentré et très délicat, au moindre faux mouvement, il peut blesser sa partenaire, la membrane du vagin est assez fine.

Organisez vos fists avant un jour de repos pour avoir le temps de récupérer ensuite.

17. Comment se fister soit même ?

Parfois on aimerait bien se faire fister mais il n'y a pas toujours un partenaire de disponible !

On peut évidemment utiliser sa main pour s'auto fister et se donner du plaisir mais on ne va pas très loin !

La solution, c'est d'utiliser un <u>bras en latex avec un poing fermé pour se fister soit-même</u> ! Ainsi il existe de nombreux sextoys en forme d'avant bras terminé par un poing fermé.

S'auto fister devient dès lors facile. Il suffit de trouver le moyen de bien faire tenir le gode à l'horizontal, de le coincer dans une tenaille par exemple. On peut ensuite l'utiliser comme un vrai poing pour prendre du plaisir.

Autre possibilité, placer ce bras entre deux oreillers, dédiés à cet usage, recouverts d'<u>un drap spécial en vinyle</u>. Ou recouverts de sac poubelles noirs. Puis serrer les deux oreillers avec une sangle à valise. Ca demande un peu de bricolage mais ça ne coûte pas cher. Vos oreillers ne bougeront plus d'un cheveu et vous pourrez mettre de la <u>graisse végétale Crisco pour l'auto fist</u> partout sans avoir peur.

Le bras solidement fixé, il ne vous reste plus qu'à l'enduire de votre lubrifiant pour le fist préféré, que vous aimiez le Boy Butter, le Mixgliss Max, la graisse pour fist Mister B ou le Lubrifist. Utilisez également une seringue ou un <u>applicateur de gel lubrifiant anal</u>

Ainsi vous ajoutez du gel pour le fist dans votre anus, ce qui permet un autofist plus confortable ! Puis faites entrer le sextoy dans votre anus de plus en plus profond. L'avantage est que vous gérez

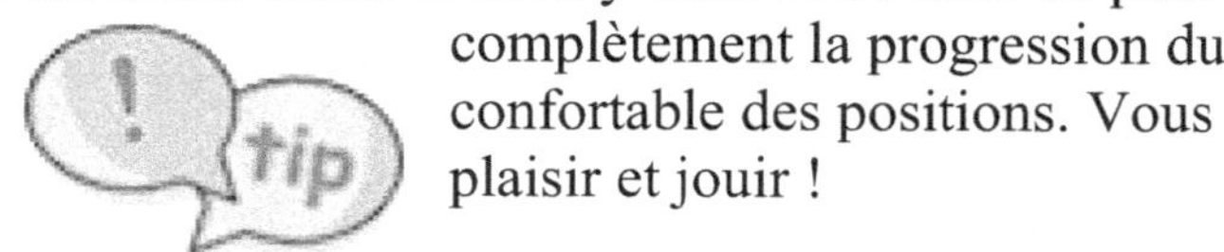

complètement la progression du poing et de l'avant bras en vous, dans la plus confortable des positions. Vous êtes en confiance et ne pouvez que prendre du plaisir et jouir !

18. Comment nettoyer après un fist ?

Fisté ou se faire fister c'est agréable. Mais dans ce jeu salissant, il y a un paramètre que vous ne devez pas négliger, c'est celui de la propreté.

Comment nettoyer après un fist ? Comment désinfecter les saletés et venir à bout de la graisse sur le sol ou sur votre peau, vos vêtements, les objets, les chaines du sling ou les sextoys ?

Comment nettoyer les surfaces molles ?

Tout le monde n'a pas la chance d'avoir un appartement ou une maison assez grande pour y accueillir un sling ou une pièce spécialement dédiée au fist.

Même s'il existe de nombreux modèles de slings pliants en cuir haut de gamme, il faut stocker ce sling et avoir la place suffisante pour le déployer.

Pas toujours évident quand vous vivez dans un 30m2 en ville.
Alors voici comment faire pour nettoyer les surfaces molles après un fist.

1) Préparation et protection des surfaces molles du lieu du fist

Si comme bon nombre de pratiquants du fist, vous jouez sur votre lit, achetez une paire de draps et de taies d'oreillers blanches à petit prix que vous pourrez salir.

Mais pourquoi du blanc ? C'est salissant et peu pratique !
Le blanc peut se laver avec de l'eau de javel qui désinfecte tous les microbes et blanchit.
En outre le blanc se lave à 90°C, c'est plus facile pour faire partir les tâches de gras.

<u>Procurez-vous une grande bâche en vinyle</u> que vous pourrez essuyer puis nettoyer facilement à l'eau chaude dans votre douche ou votre baignoire ou à la machine. Cette bâche couvrira votre matelas intégralement.

Cherchez une bâche sans couture pour éviter que les liquides ne coulent sur votre matelas. Dans l'idéal, elle doit posséder des trous à ses 4 coins.

Faites passer des cordes par ses trous pour fixer solidement la bâche aux pieds du lit.
Pas de trous ? Sortez le ruban adhésif pour les plombiers ou gaffer et attachez la bâche aux pieds du lit, bien serré. L'avantage de ce ruban est double : il est solide et se décolle facilement si vous le tirez.

Puis faites votre lit avec les draps blancs et scotchez les à la bâche en vinyle pour qu'ils ne bougent pas.

Sortez votre oreiller de sa housse et emballez le dans un sac en plastique ou un sac poubelle. Nouez bien soigneusement le sac poubelle, puis doublez le avec un sac plastique.
Pour finir recouvrez le avec la taie d'oreiller, placez l'ouverture du sac plastique vers le fond de la taie.
Votre lit est fait.

Recouvrez les meubles avec des bâches en plastiques pour les protéger et doublez les protections avec de vieux draps. De même pour vos tapis, moquettes qui seront sinon irrémédiablement tachés et sentiront pendant un moment si vous ne les protégez pas.

Enlevez tous les objets fragiles et stockez les dans une autre pièce en attendant.

Ca peut paraitre un luxe de précaution, mais le lubrifiant est joueur et peut être projeté partout durant le jeu.

Cette préparation prend du temps, bloquez vous une après-midi ou une soirée pour l'effectuer correctement.

2) Nettoyage des surfaces molles après le fist

Le fisté peut avoir saigné et souillé les draps.
Si c'est le cas, mettez des gants, enlevez les draps et mettez les immédiatement à la machine.
Ajoutez une bonne dose d'eau de javel oxygénée, de la marque de votre choix, dans le lave linge et lavez le blanc à 90°C.

Si vous n'avez pas de machine chez vous, stockez les dans un grand sac poubelle et emmenez les à la laverie automatique.
Apportez votre lessive, votre eau de javel oxygénée, <u>enfilez vos gants</u> et mettez le linge en machine à 90°C, programme blanc.

Si vous avez utilisé du crisco ou une graisse alimentaire, il est possible que vos draps sentent encore après le lavage. Vous pouvez y remédier en ajoutant un adoucissant parfumé lors du lavage ou un peu d'ammoniac.
En général le lavage à 90°C allié à la javel dissout toutes les graisses.

Mon petit truc ? Portez des gants systématiquement quand vous touchez les objets sales qui ont servi pour le fist : qu'il s'agisse des draps, des sextoys, du matériel en général ou quand vous videz la poubelle qui vous servi pour le fist.
Ceci évite de vous salir et d'être potentiellement contaminé.

Les bâches en plastiques sont à nettoyer à la machine, ajoutez une forte dose d'eau de javel pour tuer les microbes, l'hépatite, le VIH, le SARM (Staphylococcus Aureus Résistant à la Méthicilline) ou utilisez un désinfectant à base d'ammonium quaternaire, un produit surpuissant qui ne laisse aucune chance aux infections et aux bactéries.

Comment nettoyer les surfaces dures ?

Comment nettoyer les sols, le sling, son corps, les jouets et le matériel après le fist ?

Pour les sols il faut dégraisser et désinfecter en même temps : donc employez un produit dégraissant à base de javel qui se dissous dans l'eau et vous permet de nettoyer votre sol en béton ciré, votre paquet, votre sol en vinyle.

Il existe des produits désinfectants et nettoyants pour les sextoys sous forme de spray, mais ils ne sont pas dégraissants. Ils peuvent quand même vous aider !

La solution, laissez tremper le sextoy non électrique (ou électrique mais étanche) dans un bain de produit vaisselle et d'eau chaude pendant 30 minutes, le rincer, l'essuyer avec du papier absorbant pour enlever la graisse résiduelle puis appliquez le spray.
Votre sextoy est propre et désinfecté, rangez le soigneusement et appliquez de nouveau le spray avant de l'utiliser la prochaine fois.

En ce qui concerne le sling, utilisez un produit dégraissant spécial cuir pour enlever les tâches puis un produit nettoyant en spray.

Si plusieurs personnes jouent à la suite dans le même sling, vaporisez toutes les surfaces avant et après utilisation avec un nettoyant en spray dégraissant et désinfectant multi surfaces.

En ce qui concerne les chaines du sling, laissez les tremper dans une solution d'eau chaude et de produit vaisselle pendant 30 minutes pour les dégraisser, essuyez les avec un papier absorbant pour enlever la graisse résiduelle puis aspergez les de nettoyant en spray dégraissant et désinfectant multi surfaces avant de les laisser sécher à l'air libre.

Enfin comment nettoyer son corps ?
Si votre peau est pleine de Crisco, le savon de Marseille n'est pas assez puissant pour le dissoudre entièrement.

La seule solution efficace, c'est de prendre du liquide vaisselle haut de gamme ou bio qui soit hypoallergénique.
Prenez une douche et lavez-vous avec ce liquide vaisselle.

N'en abusez pas, évitez qu'il touche vos muqueuses et vos yeux, sa formule très puissante va dissoudre la graisse du Crisco.

Cette solution marche également si vous avez employé un autre lubrifiant pour le fist.

Enfin si vous avez utilisé du J-Lube, utilisez du sel fin ou du vinaigre d'alcool pour l'enlever.
Répandez le sel sur les zones couvertes de J-Lube, lavez-vous, il ne reste plus rien.

Trouver un partenaire de fist

19. Quels sont les sites ou rencontrer des fisteurs et des fistés ?

Quels sont les sites ou rencontrer des fisteurs et des fistés ?

Ce n'est pas toujours facile pour rencontrer un homme dans un bar gay qui aime le fist ! Ce n'est pas spécialement marqué dessus et, à moins d'adopter la technique du bandana rouge dans la poche, dont nous vous parlons dans le chapitre 23, c'est un peu délicat à demander tout de go.

Heureusement, il vous reste les soirées fist pour faire des rencontres : nous vous les listons plus loin dans le livre.

Toutefois les soirées fist ne sont pas tous les soirs et vous n'habitez pas toujours à proximité.
Sans compter que vous voulez trouver un partenaire !

Autre solution, se tourner vers le virtuel, les applications et les sites de rencontre gay !
Existe-t-il des sites de rencontre pour fisteur et fisté en France ?

Oui, ça existe, on peut en citer deux en France.
Historiquement, Planet Romeo est un site de rencontre gay généraliste très fist friendly, surtout dans les pays d'Europe du Nord, Allemagne, Pays Bas, Danemark, Suède, Norvège, Finlande.
L'offre de rencontre fist est moins fourni en France, mais vous trouverez très facilement un partenaire de jeu.

Avantage indéniable, le site est gratuit. Les fonctionnalités payantes ne sont pas indispensables. Enfin le site propose une recherche gratuite basée sur le fist, vous pouvez choisir de chercher un fisteur, un fisté ou un homme versatile. Pas mal !

Ce service de rencontre gay fisteur et fisté existe aussi sous forme d'application, vous pouvez draguer depuis votre ordi ou depuis votre smartphone.

Seconde solution, Recon, un site de rencontre fétichiste.
Le décor est planté, amateur de latex, de cuir, fétichiste, vous êtes ici chez vous.

Et les fans de fist peuvent aussi s'y retrouver et faire des rencontres.
La version gratuite est sympa, mais possède une limite journalière double, pour le nombre de messages envoyés et pour le nombre de profils consultés, ce qui incite vite à passer à la version payante.

Ce service de rencontre gay fist est disponible sous forme d'application.

Quels sont les sites où rencontrer des fisteurs et des fistés en France ? Il y en a peu de qualité, je me suis volontairement limité aux deux premiers en oubliant gaydar, adam4adam, grindr, tinder.. qui sont beaucoup trop généralistes et ne proposent pas de recherche sur le fist.

J'espère que ce chapitre vous permettra de rencontrer votre partenaire ou à défaut un ami de fist régulier pour prendre du plaisir ensemble.

20. Plan pour un week-end de fist

Ce week-end, vous vous êtes promis votre partenaire et vous que vous alliez jouir non stop !
Voici le plan pour un week-end de fist : comment s'organiser, que faire, que manger et à quelle heure !

Vendredi

7h-9h : prenez votre petit déjeuner comme à l'accoutumé

12h-14h : c'est votre dernier vrai repas avant dimanche soir, celui que vous devrez évacuer demain matin en vous douchant.
Alors soyez gentil avec vous même, ne vous rendez pas la tâche trop difficile quand il s'agira de faire votre lavement anal. Respectez bien les consignes alimentaires pré fist données dans un précédent chapitre.

Prenez du riz complet ou des pâtes complètes, du poisson ou une viande blanche et des légumes.
Pas d'alcool, pas d'oignon, pas d'épinard, pas de piment ou de nourriture trop grasse.

Ajoutez deux cuillères à café de fibre en poudre pour vous aider à nettoyer votre estomac plus facilement.
Buvez beaucoup d'eau.

18h-19h : relaxez tous les deux après la semaine de travail, sortez, voyez des amis pour être dans un esprit joyeux et détendu

19h-20h : retour à la maison, faites un pré lavement anal, ça peut faciliter les choses pour le lavement anal après le repas

20h-21h : diner léger, toujours avec les mêmes consignes

21h-22h : douche, lavement anal pour le fist, un pour chacun

22h-0h00 : fist, un apérifist avant un weekend qui s'annonce chaud ! Et puis au lit pour vous reposer de la semaine et pouvoir profiter à fond de votre week-end de fist.

Samedi

10h-11h : debout, faites un pré lavement comme le vendredi soir si cela vous a bien aidé lors du second lavement anal

11h-12h : petit déjeuner, tartines, thé, café, prenez votre supplément de fibre

12h-13h : lavement anal

13h-19h : faites l'amour et fistez-vous. Vous pouvez y aller plus fort que le vendredi soir.

Vous aurez forcément faim, prévoyez des collations entre les séances de fist, comme des bananes, du thé, du café, des biscuits, des smoothies.

Pensez à bien laver et désinfecter vos mains avant de manger.

19h-20h : le diner si vous avez faim. Privilégiez les sucres lents pour récupérer et de la viande ou du poisson. Il / Elle sera digéré(e) dans 24h et le dimanche soir est consacré au repos et à la récupération, donc aucun problème.

20h-0h00 : plus de fist si vous êtes encore en forme, prévoyez quelques collations pour tenir le choc

Dimanche

10h-11h : petit déjeuner, mangez ce que vous voulez, ce ne sera pas digéré avant le dimanche soir ou le lundi matin

11h-12h : lavement anal

12h-19h : faites l'amour et fistez-vous les uns les autres.

Changez la vitesse du fist, sa profondeur, jouez sur la largeur de la pénétration.
Comme le samedi, prévoyez des collations.

19h-00h : diner et relaxation.

Récupérez de ce weekend intense dans les bras de votre partenaire ou rentrez chez vous si c'est un ami de fist. Relaxez-vous, dinez comme vous le souhaitez.

Vous venez de passer un week-end fist & love, gageons qu'il y en aura d'autres !

21. Ou se faire fister ?

Le fist reste une pratique encore trop peu répandue !
Alors ou se faire fister en France, en Belgique, en Allemagne, en Suède, au Danemark, aux Pays Bas, bref ou se faire fister en Europe et aux USA ?

Certains sexclubs organisent des soirées spéciales réservés aux personnes qui aiment le sexe extrême dont le fist avec des slings en cuir pour le fist mis à disposition.

Et pour les couples lesbiens, bi ou hétéros me direz-vous ? Certains saunas mixtes sont équipés de slings mais je n'ai pas encore trouvé de soirée spécialement dédiée au fist.

Voici une liste de lieux gays ou vous pouvez vous faire fister en 2019 : consultez les sites pour découvrir les thèmes de leurs soirées.
Voici également un agenda des soirées fist.
Enfin en France, visitez le site de l'ADUFF, art du Fist Fucking pour savoir cu se déroulent les soirées et nuits de fist de cette association en France et en Europe.
Du côté des USA, visitez le site de la FistFest un couple de fisteurs qui organisent 3 soirées fist de manière bénévole, on aime ce genre d'initiative très bon esprit. Deux lieux pour le moment, Guerneville en Californie (CA), et Augusta en Géorgie (GA).

Aarhus
- SLM Aarhus
Adresse : Østbanetorvet 8, 8000 Aarhus C, Danemark
Organisation de soirées fist, sous vêtements, fétichistes.

Amsterdam
- Club Church
Adresse : kerkstraat 52, 1017 GM Amsterdam, Pays Bas
Organisation de soirées fist, nu, fétish.
- Dirty Dick Amsterdam
Adresse : Warmoesstraat 86, 1012 JX Amsterdam, Pays Bas
Organisation de soirées Organisation de soirées fist le premier dimanche du mois, mais aussi des soirées pisse, à poils..

Anvers
- The Boots à Anvers en Belgique
Adresse : The Boots, 22 Van Aerdtstraat, 2060 Antwerp Belgique
Organisation de soirées fist et hard, cuir, esclave et maître.

Barcelone
Barcelone est connue pour être une ville très chaude avec de nombreux événements autour du fist notamment organisé par l'ADUFF !
- Berlin Dark
Adresse : Passage de Prunera 18, 08004 Barcelone, Espagne
Soirée fist organisée par l'ADUFF de temps à autre, consultez leur site ICI pour en savoir plus
- Black Hole
Adresse : Sepulveda, 81 08015 Barcelone, Espagne
Soirée Fist la F Hole Party organisée par l'ADUFF et soirée anniversaire de l'ADUFF, voir les dates sur leur site. Soirée privée, enregistrez-vous sur leur site.
- Open Mind
Adresse : Carrer d'Aragó, 130, 08011 Barcelone, Espagne
Soirée fist le second samedi de chaque mois. Soirée privée, enregistrez-vous sur leur site.

Berlin
- Böse Buben
Adresse : Sachsendamm 76-77, 10829 Berlin, Allemagne
2 soirées fist par semaine, cette association est le paradis du fist, je n'ai jamais vu autant d'événements autour du fist fucking. Gants et graisse non fournis, apportez votre matériel.
- Club Culture Houze à Berlin
Adresse : Görlitzerstraße 71, 10997 Berlin, Allemagne
Soirées fist tous les vendredi à partir de 20h. Gants et graisse non fournis.
- Lab.Oratory Berlin
Adresse : Am Wriezener Banhof, 10243 Berlin, Allemagne
Soirées fist fréquentes les seconds samedis du mois, elles s'appellent les FaustHouse. Apportez vos gants en latex et votre lubrifiant pour le fist.

Bern
- Aqualis Sauna Club
Adresse : Brunnmattstrasse 21, 3007 Bern, Suisse
Soirée fist régulière le 3ème vendredi du mois

Bremen
- Zone 283
Adresse : Kornstrasse 283, 28201 Bremen, Allemagne
Téléphone : 0700 283 00 283
Club fétichiste en Allemagne à Breme qui organise régulièrement des soirées fist. Weekends Fist 3 fois par an les samedis et dimanches. Consultez leur agenda.

Budapest
- Coxx
Adresse : Dohány street 38, 1072 Budapest, Hongrie
Un sexclub avec des soirées hards, bien équipé, présence de slings

Chicago
- Touché
Adresse : Touché, 6412 N Clark St, Chicago, IL 60626, USA
L'association M.A.F.I.A ci-dessous y organise une soirée fist tous les premiers vendredi du mois
- M.A.F.I.A : Mid America Fists In Action
Adresse : M.A.F.I.A., P.O. Box 25107, Chicago, Illinois 60625-0107, U.S.A.
L'association des amateurs de fist du centre des Etats-Unis : vous y trouverez de nombreux pratiquants du fist.

Cologne
- Pullermans
Adresse : Mathiasstraße 22, 50676 Cologne, Allemagne
Soirée fist organisée régulièrement le 4ème dimanche du mois de 14h à 20h.

Copenhague
- SLM Copenhague
Adresse : Lavendelstræde 17C, back bld, DK 1462 Copenhagen, Danemark
Une soirée fist organisée un mois sur deux. Soirée cuir, pisse, SM.

Cracovie
- Twierdza
Adresse : Rynek Dębnicki 6, Cracovie, Pologne
Pas de site internet, soirée fist tous les premiers samedi du mois à partir de 22h

Dortmund
Fist in Dinslaken
Dammstrasse 44, 44145 Dortmund, Allemagne
Soirée fist le 3ème samedi du mois de 19h à 23h.
Contactez les via whatsapp : https://chat.whatsapp.com/4b0wC8b16AS8ZKUz0frtuC

Dijon
- Peub Club
Adresse : 4 bis Rue de Serrigny, 21000 Dijon
Téléphone : 09.54.85.21.00
Soirées fist organisées un mois sur deux les troisièmes vendredi et samedi du mois, en association
avec ADUFF (art du fist fucking FF)

Essen
- Drexx
Adresse : Rheinische Str.60, 45127 Essen
Après-midi et soirée fist le 4ème dimanche du mois de 16h à 22h, les portes sont ouvertes de 16h à
19h.

Francfort
- Fist Academy
Groupe privé de fisteurs à Francfort, inscription via leur site. L'adresse n'est communiquée qu'aux
membres.

Grand Canarie
- Romeo and Julio
Adresse : Avenida de Francia (cc. Cita underground), 35100 Playa del Inglès, Grand Canarie,
Espagne
Téléphone : +34 640 54 20 86
Soirée fist et fetiche les mardi, jeudi et samedi soirs dès 21h
Impressionnant, 3 soirées fist par semaine

Hambourg
- Slut Club
Adresse : Rostocker Strasse 20, 20099 Hamburg, Allemagne
Le second dimanche du mois, soirée fist de 18h à 22h, puis les clients

La Hague
- The Boss
Adresse : Rijswijkseweg 536, 2516 HT Den Haag, Pays Bas
Soirée fist le mercredi et après-midi fist le dimanche de la seconde semaine de chaque mois

Lausanne
- Trafick
Adresse : Avenue de Tivoli 22, 1007 Lausanne, Suisse
Téléphone : +41 21 320 6969
Présence d'un sling et de soirées hard

Liège
- The Chaps
Adresse : Rue Bonne Femme, 68, 4030 Liège, Belgique
Sexclub bien équipé notamment avec des slings

Lille
- Le Sling
Adresse : 32 Rue Jean Jaurès, 59000 Lille
Métro Porte de Valenciennes
Téléphone : 03 20 58 04 97
Le nom est explicite, même si ce sexclub n'organise pas journée fist ou de soirée fist, il est équipé de 5 slings et sa clientèle aime le sexe extrême, de nombreux pratiquants du fist s'y rendent pour jouer.

Lisbonne
- Bar Cru
Adresse : Rua de São Marçal, 170 Príncipe Real 1200-423 Lisbonne, Portugal en face du British Council
Après-midi et soirée fist tous les premiers samedis du mois de 17h à 21h puis soirée "classique"

Los Angeles
- Ruffhouse L.A
C'est un club payant (entre $20 et $30 par visite) mais les non membres peuvent y avoir accès et décider ensuite s'ils veulent s'inscrire ou non et bénéficier de tarifs préférentiels.
Pas d'adresse publique, il faut les contacter à cette adresse pour avoir les détails : ruffhousesfv@gmail.com
Ruffhouse L.A organise des ateliers de fist de 2h30 avec leurs équipes mais aussi des soirées fist le samedi soir à partir de 20h.

Lyon
- Le Trou
Adresse : 6, rue Romarin, 69001 Lyon
Métro Hotel de Ville ou Croix Paquet
Sexclub avec un sling dans une cabine privée, possibilité de se faire fister ou de fister, pas de soirée fist.

Maastricht (à proximité de Maastricht)
- Sauna Joe
Adresse : Nieuwstraat 110, 6264 GP Kerkrade
Téléphone : +31 (0)45 5350665
Sexclub gay et bi avec un sling

Madrid
- The Cage Madrid
Adresse : Calle San Bartolome 4, Madrid, Espagne
Une soirée fist par mois, un mardi soir de 17h à minuit, date irrégulière, se renseigner sur leur site

Malmö
- SLM Malmö
Adresse : Sallerupsvägen 30, 212 18 Malmö, Suède
Club des mecs qui aiment le fist, le cuir et le fétichisme en général

Milan
- Illumined
Adresse : Via Napo Torriani, 12, Cernusco Sul Naviglio, Milan, Italie
Téléphone : +39 02 66 98 50 60
Pas de site pour ce sexclub mais des rencontres internationales du fist / international fist meeting en mars, juillet et novembre le second samedi du mois. Beaucoup de fisteurs et fistés pour ces soirées.

Munich
- Münchner Löwen Club
Adresse : Machtlfinger Straße 29, 81379 Munich, Allemagne
Club d'homme gay qui aiment le cuir, le sexe hard et le fist ! Soirées fist irrégulières. Pour y participer, enregistrez-vous sur leur site et devenez membre.

Nancy
Club 87
Adresse : 85-87 rue Jeanne d'Arc, 54000 Nancy
Téléphone : 03 83 28 67 70
Sex center gay et bi, présence d'un sling, cage, croix de Saint André, glory hole

Naples
- The Basement
Adresse : Via Arti 36b, Naples, Italie
Après-midi et soirée fist fucking le 4ème samedi du mois dès 16h00

New-York
- FFS Party
Adresse : Roosevelt Island, 510 Main St. please ring #250 then press call. Go to Apartment No. 1302
Tous les détails et les dates sont sur la page FFS Party
Tout est fourni : il y a 7 slings, 1 fuck machine, un siège pour le rimming, 3 lits recouverts de cuir, un assortiment de sextoys, des gants, du lubrifiant, du papier, des DVD et des coussinets.

Nice
- Le Code Sexclub : j'y ai cru, mais après discussion avec le gérant, "Le code n'est pas du tout un établissement fist". C'est ballot, ils avaient pourtant une soirée en 2017. Fisteurs, fistés, allez voir ailleurs.
- Le Eagle Nice
Adresse : 18 bis rue Emmanuel Philibert, 06300, Nice, France
- Le Morgan Club
Un sling à disposition pour le fist
Adresse : 3 Rue Claudia 06000 Nice
Téléphone : 06 08 77 39 87
- Le 7
Backroom avec sling
Adresse : 7 rue Foncet, 06000, Nice
Téléphone : 04 93 62 25 02

Nimes
- Nimes Club Sauna
Adresse : 7-9, Rue Fernand Pelloutier, 30900 Nîmes
2 cabines équipées de sling pour le fist.
Le samedi la journée hard attirent les fisteurs et les fistés entre midi et minuit

Padoue
- Club Officina
Adresse : Via Alessandro Volta, 1, Limena, 35010 Padoue, Italie
Tous les 3èmes dimanches du mois, journée et soirée fist fucking

Paris
- Bunker
Adresse : 150 Rue Saint-Maur, 75011 Paris
Après-midi et Soirée fist un mois sur deux le dimanche, consultez leur agenda
- Full Métal
Adresse : 40 Rue des Blancs Manteaux, 75004 Paris
Présence de slings et clientèle amatrice de sexe extrême, possibilité de s'y faire fister.
- IDM
Adresse : 4 rue du Faubourg Montmartre, 75009 Paris
Téléphone : 01 45 23 10 03
Sauna gay parisien équipé de trois slings dont un sling public
- Le Dépôt
Adresse : 10 rue aux Ours, 75003 Paris
Téléphone : 01 44 54 96 96
Un club de 500 m2 très fréquenté avec un espace cruising équipé d'un sling
- Le Keller
Adresse : 14 rue Keller 75011 PARIS
Métro: Ledru-Rollin, Voltaire, Bastille
Organisation de nombreuses soirées fist tous les mois et de soirées tétons, sexe, travail des bourses
- Le Mensch
Adresse : 34 rue Charlot 75003 Paris Tél : 09 53 53 38 84
Métro : Oberkampf, Filles du Calvaire, Saint Sébastien Froissard
Les adeptes du fist s'y retrouvent le mercredi soir et le dimanche après-midi
- Mec Zone
Adresse : 27 Rue Turgot, 75009 Paris
Soirée fist le lundi soir
- Sun City Paris
Adresse : 62 Boulevard de Sébastopol, 75003 Paris
Téléphone : 01 40 09 26 09
Un immense sauna, très fréquenté et équipé d'un sling

Prague
- Alcatraz
Adresse : Borivojova 58, Prague 3, Tchéquie
Un sexclub avec des soirées fist
- Drake's
Adresse : Zborovska 50 (au coin de Petrinska) 15000 Prague 5, Smichov, Tchéquie
Sexclub ouvert depuis 1993, ouvert 24/7. Possède un labyrinthe, un espace avec un sling
- Factory Club
Adresse : Vinohradská 63, Prague 2, Tchéquie
4 espaces pour le fist fucking avec slings, ambiance industrielle, soirée fist régulière, indiquée sur leur programme

San Francisco
- Hell Hole
Adresse : CATALYST SF, 1060 Folsom Street. San Francisco, CA 94103
Soirées ou journées fist qui on lieu plusieurs fois par an. Elles peuvent réunir plus de 100 fisteurs et fistés. Regardez leur page pour connaître les dates précises et les modalités de participation.

Sitges
- Bears' Bar
Adresse : Calle Bonaire 17, Sitges, Espagne
Soirée fist tous les dimanches de 18h à 22h

Stockholm
- SLM Stockholm
Adresse : Wollmar Yxkullsgatan 18, Stockholm, Suède
Téléphone : +46 (0)8 - 643 31 00
Soirée fist tous les 3èmes dimanches du mois, présentez-vous entre 19h et 20h.

Strasbourg
- Antracte
Adresse : 2A Rue Moll, 67000 Strasbourg
Téléphone : 03 88 32 61 86
Sex club gay équipé d'un sling

Stuttgart
- Eagle
Adresse : Mozartstraße 51, 70180, Stuttgart, Allemagne
Soirée fist un mois sur deux, le dernier samedi du mois

Tournai
- The Ranch, pas de site internet, les invitations se font via une page de planetromeo ou par cooptation.

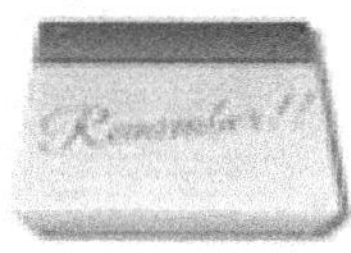

Il s'agit d'un sexclub dans une ferme qui fait aussi fist and breakfast pourvu que vous apportiez votre sac de couchage et votre tapis de sol.
Soirées fist de temps en temps mais aussi scat, uro, dans une ambiance très hard

Vienne
- Le F56
Adresse : Florianigasse 56, 1080 Vienne, Autriche
Deux soirées fist organisées tous les premiers et le derniers vendredi du mois

Zurich
- Rage
Adresse : Wagistrasse 13, 8952 Schlieren, Zürich, Suisse
Club cuir et fétish avec des slings

Voici une liste de lieux bi, lesbiens ou hétéros ou vous pouvez vous faire fister en 2019

Maastricht (à proximité de Maastricht)
- Sauna Joe
Adresse : Nieuwstraat 110, 6264 GP Kerkrade
Téléphone : +31 (0)45 5350665
Sexclub gay et bi avec un sling

Nice
- Le cercle sauna
Adresse : 16 Avenue Clément Ader 06100 Nice
Téléphone : 04 93 51 88 39
Sexclub hétéro avec un sling, nombreuses soirées thématiques

Nancy
- Club 87
Adresse : 85-87 rue Jeanne d'Arc, 54000 Nancy
Téléphone : 03 83 28 67 70

22. Comment participer à une soirée fist dans un sexclub ?

Il y a fréquemment des soirées fist organisées en France et dans toute l'Europe.
Reportez-vous au chapitree ou se faire fister pour en obtenir une liste complète.

Se rendre à une soirée fist dans un sexclub ou dans un lieu privé, c'est la meilleure façon de se faire de nouveaux amis et de trouver l'amour en rencontrant de nouveaux fisteurs et fistés.
C'est bien plus efficace que de parcourir les sites de rencontre pendant des heures.
Au moins vous voyez et rencontrez les personnes, jouez avec elles et faites connaissance en profondeur.
Et vous savez rapidement si elles vous plaisent !

En outre, vous pratiquez le fist, ce qui est un vrai plaisir et cela vous force à sortir de votre zone de confort. Vous prenez confiance en vous, vous vous ouvrez, vous améliorez vos capacités à fister ou à être fisté et cela a un impact positif sur votre vie.

Enfin lors d'une soirée fist, vous avez de l'espace, contrairement aux partouzes ou aux soirées sexe habituelles ou deux mecs qui font l'amour attirent immédiatement d'autres participants.

Bien souvent c'est un peu du forcing alors que dans une soirée fist, un simple "non" poli ou un signe suffisent. Sans doute parce que les fisteurs se connaissent tous un peu entre eux, c'est un petit monde et une mauvaise réputation ne s'efface pas facilement.

Comment faire pour entrer à une soirée fist ?

L'entrée est payante : les frais couvrent la location du lieu, l'organisation, le matériel (location des slings, gants, graisse), le nettoyage et la sécurité.
Parfois aussi les boissons et la nourriture, selon les les soirées fist.

Rarement, la soirée fait l'objet d'un dresscode : vous devez être habillé d'une certaine façon (plutôt cuir, plutôt hard, plutôt latex ..). En général, c'est précisé sur le flyer ou sur le site de la soirée fist. Dans le doute, prenez un jockstrap à minima ou assistez nu à la soirée. Portez une tenue sexy dans laquelle vous vous sentez confortable.
Vous pouvez même vous retrouvez avec des participants habillés en jeans et t-shirt !

Ne vous montez pas la tête : les participants ne sont pas nombreux (souvent une centaine maximum), on ne vous refusera pas l'entrée parce que vous portez des baskets. Je ne me suis jamais vu refuser l'entrée.

Il y a toujours un vestiaire de prévu, soit des casiers qui ferment, soit un lieu gardé (mettez vos affaires dans un grand sac en plastique, souvent un sac poubelle fourni) ou vous pouvez vous changer, enfiler votre tenue préférée pour le fist ce qui est plus pratique si vous sortez du travail.

Si les consommations et la nourriture sont payantes, prévoyez un peu de monnaie. Prenez quelques billets à glisser dans un bracelet de poignet en cuir avec fermeture éclair ou un porte-monnaie.

Dans tous les cas ne tentez pas les pickpockets, les vols existent aussi lors des soirées fist. L'ambiance y est souvent sombre, les fisteurs concentrés, les fistés en extase et complètement ailleurs à cause du plaisir qu'ils prennent, les vols sont plus faciles.

Pour devancer le problème, dans certaines soirées, les organisateurs vous attribuent un numéro de compte (souvent le numéro de la clef de votre casier que l'on vous remet à l'entrée) et vous payez vos consommations à la sortie.

Quel est le matériel fourni dans une soirée fist ?

Il y a toujours plus de slings que d'habitude.
Si le lieu possède 3 slings, il en aura 10 ou 20 de plus selon le nombre de participants et la place.

Si ce n'est pas le cas, l'organisateur la joue petit bras ou alors c'est un coup marketing, en aucun cas une soirée fist.

Les gants, les capotes et le gel sont fournis.
Du moins en France, mais ce n'est pas le cas partout dans le monde, parfois les consommables sont en vente au bar.
Renseignez-vous avant de venir.
Quoiqu'il arrive, pour des raisons d'hygiène, il vaut mieux amener un <u>pot neuf de lubrifiant pour le fist</u>.

Pas besoin d'amener de sopalin, de papier toilette, de nettoyant ou de papier hygiénique pour essuyer le fisteur, le fisté, le sling, il vous est fourni sur place.
Les poubelles ne sont jamais loin pour vous débarrasser des papiers salis.
En général le sol sous les slings est recouvert de vieux journaux pour recevoir le lubrifiant qui coule de ci de là.

Quand vous avez fini de jouer, remplacez les journaux salis par des neufs, ainsi les prochains joueurs ne glisseront pas.
Du nettoyant en spray pour le sling est à disposition. Utilisez le avant et après avoir joué.

Si vous fistez à mains nus, lavez-vous les mains et les bras avec de l'eau et du savon avant et après chaque fist pour éviter d'attraper une hépatite C. Et vérifiez bien que vous n'êtes pas blessés pour éviter toute IST et MST.

Pour le fisté, il vaut mieux faire un lavement anal avant de vous rendre à la soirée fist.
La plupart des lieux de fist sont équipés de douches et proposent des canules jetables, voir un kit complet inclus ou non dans le prix d'entrée.
Dans le doute renseignez-vous ou apportez <u>votre canule de lavement anal</u> si vous ne pouvez vous doucher avant. A minima <u>apportez votre poire à lavement</u>.

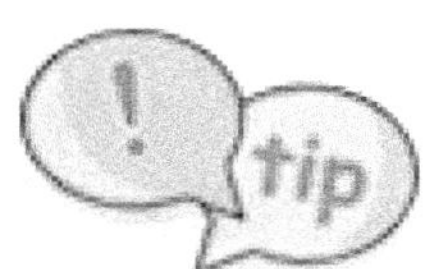

Comment se passe une soirée fist ?

Une soirée fist ressemble à une soirée classique.
Vous discutez tranquillement avec des mecs qui vous plaisent dans un bar, la conversation s'engage et d'un seul coup d'un seul, voilà que l'un d'entre eux vous propose un fist !
Incroyable, vous qui étiez venu la pour faire la causette.
Mais heureusement vous adorez vous aussi le fist, la vie est bien faite, non ?
C'est vraiment comme une soirée classique !

D'un commun accord, vous vous dirigez alors vers un sling en cuir disponible et vous commencez à jouer.
Il est possible qu'un autre participant veuille jouer avec vous mais comme précisé plus haut, un "Non" courtois ou un simple geste de dénégation suffit pour qu'il passe son chemin.
Vous jouez, votre partenaire d'un soir et vous, prenez du plaisir, puis vous décidez de la suite de la soirée.

Quels sont les hommes qui fréquentent une soirée fist ?

Dans une soirée fist vous trouverez des hommes de tous les âges, toutes les origines et toutes les conditions sociales.
Mais en général vous trouverez surtout des hommes entre 35 et 55 ans.
Il y a bien sur des joueurs expérimentés comme des débutants.
Les centres d'intérêts sexuels vont de la sodomie au fist, au SM en passant par le scat et l'uro : c'est

très vaste.
La plupart des participants sont versatiles ou passifs, les actifs sont moins nombreux.
Il y a des participants locaux, des hommes de passage et, de plus en plus, des voyageurs qui ont fait le déplacement exprès et viennent d'un autre pays.

Je suis un débutant : est-ce que cela va bien se passer ?

Oui !
Il y a toujours des débutants à chaque soirée fist et toujours des hommes heureux de les initier, de jouer les professeurs et de leur montrer des trucs et astuces pour mieux fister, se faire fister et prendre du plaisir !
Personne ne va vous juger ou vous regarder d'un oeil noir.
Nul besoin de vous en faire ou d'avoir peur.

Dois-je réserver pour une soirée fist ?

Est-ce que comme au restaurant, il faut réserver pour une soirée fist ?
Je n'ai jamais rencontré cela en France, il n'y a jamais assez de monde pour que le club soit trop plein ou obligé de refuser des participants.
Par contre il existe des clubs, notamment dans les pays d'Europe du Nord, qui organisent des soirées fist et vous ne pouvez pas y entrer si vous n'y adhérez pas à l'entrée pour des raisons légales et d'assurance.
L'adhésion est évidemment temporaire, le temps de la soirée.
C'est la seule contrainte dont j'ai entendu parler.

En résumé, participer à une soirée fist dans un sexclub est très facile.

23. Fist et bandana rouge

Il existe un moyen très simple de rencontrer des personnes qui partagent votre goût pour le fist en soirée.
Il suffit d'un accessoire et d'ouvrir les yeux.
Voici comment faire.

Achetez un bandana de couleur rouge. Si possible un bandana rouge uni.

Si vous avez envie de fister un mec, laissez dépasser le bandana de votre poche arrière ou avant gauche.
Si vous désirez être fisté, laissez dépasser le bandana de votre poche arrière ou avant droite.
Et envie si vous souhaitez fisté ou être fisté, arborez votre bandana autour de votre cou

La méthode du bandana est un moyen très facile de déclarer votre envie de fist sans que personne hormis les initiés ne soient au courant ! Le fist et le bandana rouge ça marche !

Cette méthode marche aussi avec un carré de tissu rouge que vous laissez dépasser de votre poche ou que vous nouez autour de votre cou.

Le fist et vous

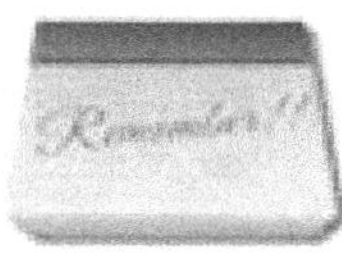

24. Le fist et le sport

Le fist est une pratique chronophage, fatigante et qui demande de la rigueur !
Peut-on allier le fist et le sport ?

Le fist et l'alimentation sportive

Le premier problème que pose le fist à un sportif, c'est celui de l'alimentation.
Un sportif s'alimente régulièrement, de manière équilibré et souvent en plus grande quantité qu'une personne non pratiquante.

Si vous êtes exclusivement actif, que vous fistez sans être fisté, la question ne se pose pas.

Mais si vous appréciez d'être fisté, il faut en passer par le lavement anal et faire attention à ce que vous mangez 24h avant le fist.

Ce qui peut nécessiter d'adapter votre alimentation, de diminuer l'apport en fruits et en légumes temporairement, pour privilégier les viandes blanches, les féculents complets.

Vous pourriez aussi être tentés, comme le font bon nombre de fistés, de ne pas manger le jour ou ils se font fister. Le lavement anal est ainsi relativement court mais assurez-vous que votre organisme peut le supporter.

Enfin n'oubliez jamais que le sport prévaut sur le plaisir. Le fist n'est qu'un hobby, ce n'est pas lui qui vous nourrit et vous permet de vivre. Adaptez votre planning en conséquence, un fist est toujours préparé bien en amont.

Le fist et l'endurance physique

Le fist est une pratique sexuelle très fatiguante.
Que ce soit pour le fisteur qui doit rester concentrer et bien maitriser ses mouvements quand il fiste.

Ou pour le fisté donc le corps va passer par une montagne russe d'émotions, de sensations et dont les muscles anaux, des fesses et des cuisses vont être très sollicités, selon l'angle et la position de fist adoptée.

Ainsi, hormis si vous êtes un sportif de haut niveau ou que vous vous entrainez plus de 3-4 fois par semaine, attendez-vous à avoir des crampes dans les jambes et les fesses.

Donc faites votre entrainement en amont du fist et octroyez-vous une journée de récupération en aval. Testez-vous et voyez comment votre corps réagit après le fist.

Si vous n'avez pas de crampes, alors parfait, continuez votre programme d'entrainement comme si de rien n'était.

Le fist et les muscles anaux

Si vous pratiquez le sport de manière régulière, votre corps est sans doute musclé et vous travaillez un peu voir beaucoup vos fessiers et indirectement vos muscles anaux.

Avoir un beau fessier et être efficace quand vous pratiquez votre sport, c'est parfait. Mais votre muscle pubococcygien (muscle PC situé autour de l'anus qui vous permet notamment de retenir vos selles) est alors très serré et plus difficile à fister.

Vous devez apprendre à détendre ce muscle quand vous en avez besoin. Mais en général on ne connait pas ce muscle car on l'utilise sans y penser.

Comment faire ? En pratiquant des exercices de renforcement du muscle PC : vous apprenez à contracter ce muscle. Vous contrôlez son fonctionnement et savez le décontracter pour favoriser le fist.

Le fist et le sport

Le fist peut vite devenir chronophage quand on l'apprécie : comme le montre le chapitre du fist pendant un week-end, on peut le pratiquer pendant 48 h sans s'en lasser.

Le sport est lui aussi chronophage, entre les entrainements, les tournois, les rencontres amicales, les stages, les déplacements.

Soyez strict : quand vous vous entrainez pour votre sport, rien ne doit vous perturber, de même quand vous fistez. En résumé, concentrez-vous sur le jeu.

Prévoyez-vous un emploi du temps et tenez-vous y, même si vous auriez bien aimé en faire plus ou voir vos amis.

Vous ne pouvez malheureusement pas tout faire, donc faites des choix pour ne rien regretter ensuite ou vous rendre compte que vous avez bu, que vous êtes fatigués et que vous ne pourrez pas vous faire fister cette fois-ci.

Le fist et le sport sont compatibles, mais les allier demande rigueur et organisation.

25. Le fist et la santé

Le fist est un art à pratiquer avec doigté : cet article sur le fist et la santé traite de comment le fist peut affecter votre santé.

Le fist et la douleur

Au dela de l'anus, il y a de moins en moins de récepteurs de douleurs.
Il faut donc être très vigilant lors du fist.

Car plus le fist est profond plus vous risquez d'endommager les organes du fisté.
Faites preuve de doigté, de douceur, observez et écoutez les réactions de votre partenaire vous aide à ne lui donner que du plaisir.

Le fist est sur s'il est pratiqué lentement avec une technique du fist adéquate. En outre un bon échauffement avant le fist et du sport toutes les semaines vous aident à canaliser vos énergies, à travailler votre concentration et à évacuer le stress.

La douleur survient quand le fisteur fiste trop rapidement le fisté, quand il est trop brusque ou quand le fisté n'est pas prêt, pas assez détendu ou qu'il n'en a pas envie.

Le fist et l'incontinence anale

Une légende urbaine court, celle qui explique que le fisté peut avoir des problèmes de tonus musculaire.
Les muscles de son anus, détruit ou affaiblit par le fist ne jouerait plus leur rôle.

Il ne pourrait plus se retenir et deviendrait incontinent, sans pouvoir se contrôler et serait obligé de porter des couches.

Nous n'avons jamais rencontré de fisté pour qui c'est le cas, ni lu de témoignages sur le sujet, même parmi les fistés seniors.

Le fist et les saignements

Vérifiez la couleur du gant ou de votre bras quand il sort de l'anus de votre partenaire.
Examinez la couleur du liquide qui sort de l'anus.

Certains fistés constatent des saignements.

Si c'est une petite coupure interne alors la couleur en sera rose pâle.

Le rectum est un organe très fin et fragile, il se déchire facilement, il est donc normal d'avoir de minuscules quantités de sang pendant le fist.

Rien de grave, vous pouvez continuer à jouer doucement ou vous arrêter.

Par contre si le saignement est rouge, si on distingue bien la couleur du sang, la c'est plus grave. Arrêtez immédiatement le fist, retirez votre poing et allez consulter un médecin.

De même si vous constatez un saignement rouge vif quelques heures après le fist ou la présence de beaucoup de sang dans vos selles, direction votre médecin en urgence.

Racontez lui la vérité pour lui permettre d'établir le bon diagnostic.

En effet si la paroi du gros intestin se déchire, les bactéries qui y vivent vont se répandre dans le sang et vous empoisonner.

D'autres signes doivent vous alerter : si le fisté éprouve de la fièvre, des crampes, des frissons ou s'il se sent faible ou manque de s'évanouir. Autres signes à ne pas négliger, des maux d'estomac ou des nausées, des sueurs froides, la moiteur de votre corps, un abdomen ballonné ou distendu, la sensation que votre tête est légère.

Une douleur aigüe dans l'épaule indique une ou plusieurs potentielles lésions intestinales graves.

Dans tous ces cas, arrêtez vous et consultez, ces signes ne trompent pas, vous êtes blessés, allez aux urgences, on ne joue pas avec le fist et la santé. Un simple scanner confirme la rupture de l'intestin.

Une fois sur le billard, on dissèque le colon et on contourne la rupture pour lui permettre de guérir et on installe un sac de colostomie.

En clair, on dévie le gros intestin, on perce un trou au niveau de votre ventre, cela s'appelle une stomie.
On peut via cette stomie, relier un sac à votre gros intestin : il joue le rôle de votre anus, le temps que la déchirure se répare.

Une fois le sac plein, il faut le vider, nettoyer la stomie avec précaution, remettre le sac, ce qui est pénible et chronophage.
Ceci quotidiennement et pendant plusieurs semaines ou mois selon la gravité de la déchirure.

La stomie est particulièrement sensible, car elle offre un accès direct à votre organisme à toutes les bactéries, tous les microbes et les poussières si vous n'en prenez pas grand soin.

En outre impossible de faire du sport, des câlins et vous devez vous arranger pour que votre sac ne se voit pas trop sous votre tenue vestimentaire. C'est très contraignant.

Enfin, une fois la fissure ou la déchirure réparée, second passage au bloc opératoire, anesthésie, on enlève le sac de stomie, belle plaie au niveau de l'abdomen que vous conserverez en souvenir et on reconnecte le colon. Comptez quelques temps encore ou vous devrez surveiller votre alimentation et ou vous serez privé de fist.

Enfin, votre intestin aura toujours une petite faiblesse potentielle au niveau de la rupture.
Ca vaut le coup de jouer calmement !

Finalement, l'alcool ou la drogue peuvent diminuer votre sensibilité, aussi nous vous conseillons de fister sans consommer de drogue ou boire d'alcool pour être plus tranquille d'esprit et prendre moins de risques.

Le fist et la masturbation du fisteur

Certains fisteurs, très excités durant l'action, ont une érection.
Quoi de plus normal ?

Pour le fisté il est excitant de savoir qu'il provoque une telle excitation au fisteur.
Mais cette érection est à double tranchant.

Car le fisteur est alors tenté de se masturber, sans même y penser !
Il est nu, en érection, il porte la main à son sexe et se branle.

Sa main ou le gant qui la protège se couvre alors de son liquide séminale.
S'il utilise ensuite cette main pour fister le fisté, il le contamine avec ses maladies potentielles.
S'il a déjà fisté avec cette main, il se contamine avec les maladies potentielles du fisté.

Pour vous protéger et évitez la contamination croisée, portez un sous vêtement quand vous fistez votre partenaire.
Cela empêche le fisté de se masturber dans un moment d'égarement !

Le fist, les MST, les IST, le VIH, les SARM

Commencez par vous protéger avant le fist : faites vous vacciner contre les hépatites A et B. C'est gratuit et ça vous évitera bien des soucis de santé potentiels.

Pour rappel, l'hépatite A se transmet par ingestion d'une chose contaminée par des matières fécales. L'hépatite B se transmet par des rapports sexuels, par contact avec du sang, du sperme et d'autres liquides organiques, par le partage d'aiguilles.

Soyez attentif à vos pratiques, réfléchissez, lavez-vous les mains et désinfectez les pour lutter contre les hépatites A et B.

Le sang contenu dans les saignements peut contenir et transmettre l'hépatite C ou le VIH.

L'hépatite C se transmet le plus souvent par le sang. Il n'y a pas encore de vaccin. Entre 50 et 80% des personnes contaminées en guérissent si l'infection est détectée rapidement. Le corps ne développe aucun anticorps, on peut être de nouveau contaminé. Faites vous dépister régulièrement, tous les trois mois si vous avez de multiples partenaires sexuels.

Attention, contrairement au VIH, qui est très fragile, le virus de l'hépatite C peut survivre pendant de longues périodes à l'extérieur du corps humain.

Par exemple si vous fistez un partenaire puis que vous touchez une table ou les chaines du sling avec vos gants, ces zones deviennent potentiellement contaminées par le virus de l'hépatite C pendant les 4 prochains jours.
Il faudra les laver et les désinfecter ensuite.

Si vous devez toucher à autre chose, jetez les gants dont vous vous êtes servis pour le fist à la poubelle et enfilez en une nouvelle paire pour continuer le fist. Si vous fistiez à main nu, lavez vos mains et désinfectez les.

En outre, ce virus est très contagieux ! Si votre main ou vos bras comportent une micro blessure, il peut vous contaminer.

Astuce : pour savoir si vous êtes blessés, badigeonnez vos mains et vos bras avec de l'alcool ou de l'eau oxygénée. La ou les zones qui piquent sont celles ou vous êtes blessés.

Pensez à utiliser des gants en latex pour le fist ainsi qu'un lubrifiant adapté pour le fist quand vous jouez pour éviter tout accident fâcheux !

Quand aux excréments, ils peuvent transmettre l'hépatite A, une maladie du foie et des shigelles, responsables d'infections intestinales appelées shigelloses.

Eloignez systématiquement les excréments de la bouche, des yeux et des plaies pour éviter toute contamination.

Autre virus que vous pouvez contracter lors d'un fist, le SARM (Staphylococcus Anreus résistant à la méticilline).

Un virus qui dévore la peau et se propage quand deux peaux entre en contact, au sport, au lit ou si on touche un objet infecté.

Une infection cutanée au SARM se caractérise par la rougeur, la chaleur, l'enflure et la sensibilité de la peau, rien d'alarmant au premier abord.
On note aussi le développement de furoncles, d'ampoules, de pustules ou d'abcès. L'infection peut causer de la fièvre et ou des frissons.

Il faut consulter rapidement son médecin, il vous prescrira le traitement adapté. Suivez le jusqu'au bout, ces staphylocoques ont la fâcheuse tendance à devenir résistant aux antibiotiques.

Pour vous protéger du SARM, ayez une hygiène irréprochable.
Lavez-vous les mains au savon et à l'eau, utilisez des gants et des capotes, lavez-vous immédiatement après le fist, désinfectez votre matériel et les surfaces sur lesquelles vous avez joué.

Enfin la syphillis, la gonorrhée ou d'autres infections bactériennes se propagent par contact cutanée entre la main et l'anus.

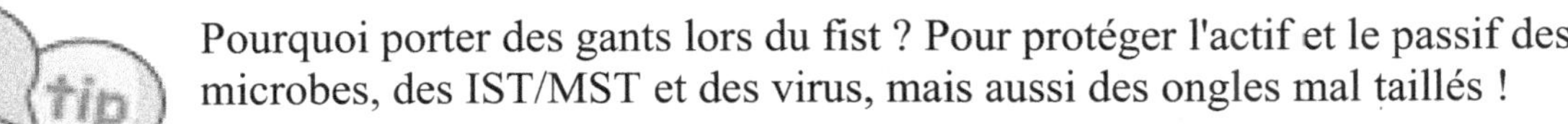

En résumé quand vous fistez quelqu'un, touchez exclusivement à son anus et à son pot de lubrifiant pour le fist.

Restez à l'écart de excréments. Mettez des gants. Ne partagez jamais le pot de lubrifiant d'un autre fisté. Marquez le nom du fisté sur les flancs du pot.

Le fist et le lubrifiant

La règle à respecter est simple : pour éviter de contaminer le lubrifiant, un pot de graisse pour le fist, un tube ou une bombe de lubrifiant pour le fist ne doit servir qu'à un seul fisté.

Ne le partagez jamais et pour plus de sureté, collez une étiquette avec le nom de son propriétaire dessus.

Si vous voulez absolument utilisez le même lubrifiant pour tous les fistés, tournez vous vers un lubrifiant à pompe et pressez la pompe avec votre main "propre" qui ne sert pas pour le fist. Il y aura toujours un risque de contamination, mais il sera moindre.

Toutes ces précautions paraissent de trop, mais il vaut mieux en faire trop que pas assez pour éviter tout risque de contamination entre les personnes fistées. On ne badine pas avec le fist et la santé.

Le fist et les gants

Pourquoi porter des gants lors du fist ? Pour protéger l'actif et le passif des microbes, des IST/MST et des virus, mais aussi des ongles mal taillés !

Donc commencez par installer le fisté dans son sling, disposez le rouleau de papier absorbant, le matériel pour fister, les journaux au sol, réglez les chaines du sling puis finalement, lavez-vous et désinfectez-vous les mains et enfilez vos gants.

A partir de ce moment la, plus question de toucher autre chose que l'anus du fisté et la graisse à fist pour éviter toute contamination.

Si un gant tombe au sol, est contaminé par un autre contact en touchant les chaines par exemple, changez le immédiatement et enfilez un gant propre.

Entre chaque partenaire, changez de gants et lavez vous les mains et les bras avec du savon désinfectant.

Si vous fistez à main nu, lavez vous les mains et les bras avec du savon désinfectant après la première personne que vous avez fisté.

Puis enfilez des gants.

Evitez les lubrifiants à base d'huile comme la graisse végétale Crisco pour le fist car ils dégradent le latex des gants et le rendent perméable.

Si vous tenez à <u>utiliser du Crisco</u>, tournez vous vers des gants en nitrile (PVC) et si vous faites l'amour vers des préservatifs en polyuréthane.

Enfin les gants pré poudrés peuvent potentiellement irriter l'anus : prenez plutôt des gants sans poudre.

Le fist et la sodomie

Vous pouvez être tenté de faire l'amour et de fister votre partenaire.
Sachant que le fist provoque presque systématiquement de petits saignements dues aux abrasions internes lors du passage du poing, commencez par faire l'amour, puis fistez le, non l'inverse, cela réduira les risques.

Pour éviter que la capote en latex ne craque, utilisez systématiquement des lubrifiants pour le fist et la sodomie à base d'eau.

Protégez-vous en portant toujours une capote et des gants en latex.
N'utilisez pas les lubrifiants comme le Crisco qui rendent le latex poreux et annule sa protection ou le font craquer.

Tournez vous plutôt vers le Mixgliss Max, le Lubrifist ou le Boy Butter H2O qui sont compatibles avec les capotes et le fist.

26. Se faire fister est-il dangereux ?

Après avoir lu le chapitre sur comment se faire fister, vous avez sans doute des questions sur la dangerosité de l'acte !

Se faire fister est-il dangereux ? Douloureux ?
Combien de temps pour pouvoir se faire fister ?

Pour une initiation au fist en partant de 0 ?
Pour un fist profond ?

Quel entrainement suivre pour élargir et assouplir son anus et jouir d'un fist gay hard ?

Et après le fist y'a-t-il des séquelles ?
Est-ce que mon anus va se refermer ?

Cet article va vous éclairer sur tous ces points.

Est-ce que le fist est sans danger ?

Se faire fister est-il dangereux ?

Comme nous l'avons déjà vu, un fist se prépare.
Le fist nécessite une préparation psychologique et physique du fisteur et du fisté pour que tout se passe bien.

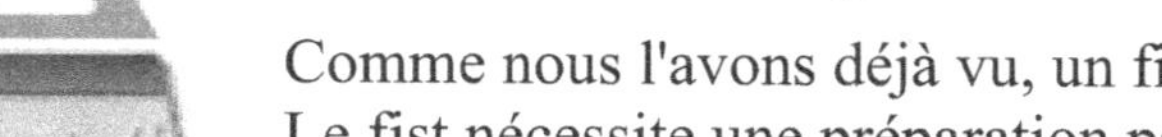

Evidemment le fist comporte des dangers, comme tout sport ou tout acte sexuel ou la vie quotidienne.

Ainsi la membrane de l'intestin est très fine, vous pouvez la déchirer si vous fister trop intensément votre partenaire. De même pour la membrane du vagin.

S'il est mal pratiqué ou effectué de manière trop brutale, un fist peut avoir des conséquences négatives :
- La rupture ou la fissuration de l'ampoule rectale, une zone située dans l'anus qui permet

l'assèchement et le stockage des selles.
- La lacération des muqueuses
- Une infection urinaire au niveau du vagin
- Des infections ou des inflammations secondaires variées par exemple en cas de contact entre les
excréments et les muqueuses irritées ou blessées

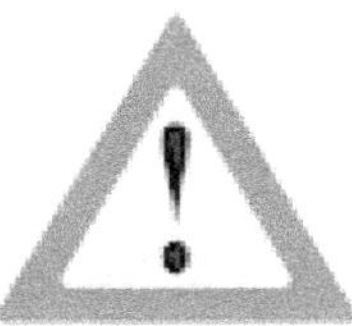

- Des inflammations pelviennes, qui peuvent causer la stérilité féminine
- Des blessures musculaires sans déchirures de la peau
- La rupture d'un sphincter anal qui provoque lui même l'incontinence fécale

Vous pouvez aussi vous rompre vos ligaments croisés en tombant maladroitement d'un trottoir de 20 cm de haut.

Ou vous faire renverser par un chauffard en traversant au coin de la rue.

Rien n'est sans risque, mais si vous vous y prenez en douceur, le plaisir obtenu est si grand et intense qu'il fait largement oublier les risques.

Le risque augmente avec la profondeur : plus vous fistez profondément votre partenaire, plus le fist est dangereux.

Vous pouvez parfaitement faire un fistage sans danger ou presque en vous arrêtant au poignet.
Le fist profond, ou le fisteur fiste le fisté jusqu'au coude ou jusqu'à l'épaule est très rare en pratique.

Il est souvent réservé aux vidéos pornos.
Auquel cas c'est une performance faite pour que vous achetiez et regardez un film XXX de fist.

Est-ce que se faire fister est douloureux ?

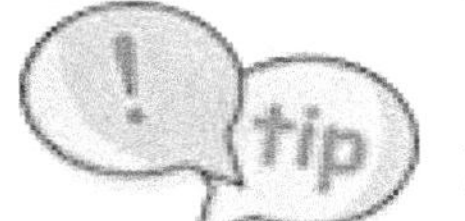

Se faire fister n'est pas douloureux s'il n'y a pas de doutes chez les deux partenaires et s'ils se sont préparés physiquement et mentalement au fist.

Vous ressentez de nouvelles sensations au fur et à mesure que le poing de votre partenaire s'enfonce en vous et vous fiste.

Les sensations du fist peuvent être très jouissives ou désagréables, cela varie d'une personne à l'autre, il n'y a pas de règles.

Le fisté débutant doit apprendre à apprivoiser ces sensations, à décider lesquelles lui plaisent et lesquelles sont douloureuses.

Les sensations douloureuses sont un message d'alerte du corps, les zones stimulées ne sont pas les bonnes, le fisteur doit adapter son fist en conséquence pour éviter la douleur.

Combien de temps faut-il pour se faire fister sans douleur ?

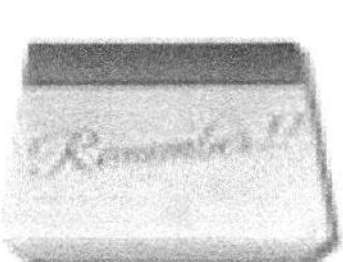

Se faire fister sans avoir mal prend il du temps ?
La réponse est très variable et dépend du degré de douleur que vous appréciez.

Tout dépend ensuite de votre expérience sexuelle.

Est-ce que vous vous faites souvent pénétrer par de gros sexes ?
Si vous prenez un sexe conséquent en vous, alors vous êtes sur la bonne voie pour vous faire fister sans danger.

En moyenne, un poing fermé mesure entre 8 et 10 cm.
Quand vous arrivez à ce qu'un sexe ou <u>un sextoy de 8 cm de diamètre</u> vous pénètre, vous êtes prêt à passer physiquement au fist sans problème.

Mais le physique n'est pas tout, il faut aussi être prêt mentalement à ce qu'un poing humain vous pénètre et non un sextoy pour un fist sans douleur et sans danger.

Il faut renoncer à garder le contrôle et l'abandonner à son partenaire.
Ce qui peut s'avérer plus facile à dire qu'à faire : c'est vraiment la partie la plus dure de l'exercice

car il faut convaincre la partie la plus réfractaire au danger de vos organes : votre cerveau.

Notre cerveau est sujet à de nombreux blocages et trouver le moyen de les déverouiller est parfois difficile.
Parmi ces blocages, la peur d'avoir mal lors du fist.

La peur de la douleur est un vecteur de refus et de stress très puissant. Au point de contracter involontairement ses muscles et de se replier sur soit-même pour se protéger des dangers du fist imaginés par notre cerveau.

Mais une solution peut-être d'utiliser un <u>sextoy en forme de main ouverte</u> pour s'habituer à l'idée.

Quel entrainement suivre pour un fist gay hard ?

Deux solutions s'offrent à vous, plutôt plaisantes.

La première est de trouver un partenaire avec un sexe énorme et de faire souvent l'amour avec lui pour aider votre anus à se dilater.

La seconde est d'élargir votre <u>collection de plugs géants et d'énormes godes</u> tout en élargissant votre anus en parallèle progressivement, sans douleur ni danger.

Selon votre assiduité à l'entrainement, mais aussi votre degré d'avancement initial et votre psychologie, vous parviendrez à vous faire fister sans danger ni douleur au bout de quelques semaines ou quelques mois.

Si vous utilisez les sextoys, nous vous déconseillons le Crisco, cette graisse détruit le revêtement des godes ou des plugs au fur et à mesure.

Prenez plutôt un <u>gel lubrifiant fist comme le Mister B Classic</u> ou partez sur un <u>produit français comme le gel fist Mixgliss Max</u>.

Est-ce que mon anus va rester béant après un handballing ?

Véritable légende urbaine, l'anus qui reste grand ouvert ou distendu à vie après un fistfucking fait peur mais n'a jamais existé.

Non vous ne risquez pas de vous faire dessus.
Non vous ne risquez pas de ne plus rien éprouvé quand vous faites l'amour.
Non il n'y a pas de danger que votre anus reste béant après le fist et ne se referme jamais.

C'est physiquement impossible et voici pourquoi.
Votre anus est composé de muscle et de nerfs.

Ces muscles se décontractent et laissent le passage lorsque vous faites rentrer un gode, un poing ou un sexe dans votre anus ou quand vous allez naturellement à la selle.

De même pour les muscles du vagin qui sont capables de se dilater bien plus largement lors de l'accouchement.

Ils retrouvent ensuite leur état naturel, contracté, et empêchent tout passage.
Ils font simplement leur travail et le fist n'est pas dangereux.
Le passage d'un poing ne les abîme pas, pas plus qu'il ne les détruit.

Le fist vous apprend à mieux les contrôler, à les détendre et les contracter.
C'est un entrainement sportif. Comme si vous pratiquiez un sport ou de la musculation.

Des millions de personnes se font fister chaque année et si un tel danger existait, il aurait déjà fait la une des journaux médicaux et de la presse à scandale depuis des années.

Se faire fister est-il dangereux ?
Non !

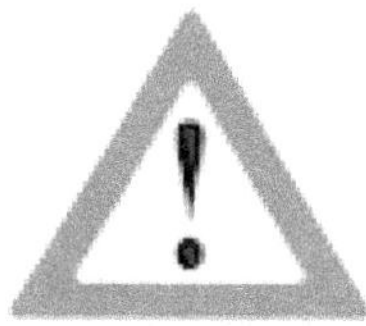

Se faire fister comporte certes une part de risque et de mal, mais elle n'est pas supérieure à celle que nous rencontrons consciemment ou non dans la vie de tous les jours.

Le fist n'est pas plus dangereux que de faire la cuisine avec un couteau bien affûté.

27. Le fist profond est-il dangereux ?

Le fist fait peur, mais le fist profond est-il dangereux ?

Regardez la longueur que mesure un bras. Quand on passe le coude, le bras représente plus de la moitié de la longueur du torse.

Imaginez maintenant tous les organes dans votre tronc : les intestins, les reins, le coeur, le foie. Evidemment se dire qu'un poing et un bras vont voisiner avec eux, c'est effrayant.

Que se passe-t-il si le fisteur est trop violent et que l'intestin crève ? Ou si un organe est lésé ? Le fist profond est-il dangereux ?

Jusqu'ou peut-on fister son partenaire avec un bras ?

Physiquement, une fois qu'on a passé l'anus, on trouve le sphincter externe, un muscle qui se dilate lors de la sodomie et se contracte pour nous permettre d'aller à la selle. La cavité que l'on rencontre ensuite est le rectum.

On rencontre ensuite un second muscle qui ferme l'accès au colon sigmoïde.

Autant le sphincter externe se détend facilement, autant ce second verrou est difficile à ouvrir, il faut l'aider à se détendre.

Vous le sentez sans doute quand vous pénétrez votre partenaire, il y a toujours un moment en profondeur ou c'est plus dur de passer et ou il a mal. C'est ce second muscle qui fait barrage.

On arrive ensuite dans le gros intestin. On peut le remonter très haut, jusque sous les côtes.

Puis le gros intestin fait un coude vers la droite, on peut y passer les doigts en cassant et en tournant le poignet puis en pliant délicatement les doigts un à un.

On peut aussi essayer d'y entrer le poignet mais on n'ira jamais plus loin, physiquement, c'est impossible.

Quel longueur cela représente-t-il ?
Les bras et les mains ont une longueur différente d'une personne à l'autre mais on peut l'estimer à un avant bras jusqu'au coude et ajouter la longueur de la main.

Il doit rester ensuite 10 cm de bras jusqu'à l'épaule. Quand on regarde son bras, ça parait énorme !

Comment faire pour que ce fist profond ne soit pas dangereux ?

Commencez par demander au fisté quelle position il veut adopter : dans un sling, à quatre pattes, accroupi, c'est à lui de décider et le fisteur doit s'y adapter.

Pour qu'un fist profond avec le bras ne soit pas dangereux il faut procéder avec doigté et douceur.

Comme pour un sportif, il faut un échauffement pour éviter les crampes et les claquages musculaires, un entrainement régulier qui permet de fister de plus en plus profond et de la prudence.

Et ceci dès le début et l'insertion du poing dans l'anus.

Dans cette zone, le poing du fisté est aspiré par les muscles anaux.
Pour éviter une aspiration trop rapide, il faut retenir son poing et privilégier une avancée lente et progressive.

Même phénomène lorsque le coude entre dans l'anus, cette zone est plus étroite, le bras doit être retenu.

Progressez lentement en écoutant les réactions physiques et orales du fisté, caressez son intimité pour permettre une meilleure détente anale et un passage plus facile.

Le seul guide du fist profond est le plaisir.

S'il a mal, le fisté doit le dire, c'est capital. Car le nombre de capteurs de la douleur décroit au fur et à mesure que votre main s'enfonce dans le gros intestin.

Si ça se passe mal, principalement pour le fisté, que le fisteur est bourrin et ne vous écoute pas, n'hésitez pas à demander un arrêt immédiat du fist, c'est votre vie qui pourrait être en jeu.

Explorez avec vos doigts pour mieux vous adapter aux circonvolutions de son intestin, n'hésitez pas à tourner votre poing et votre bras, l'intestin n'est jamais rectiligne.

Evidemment n'oubliez pas d'utiliser un gel lubrifiant extrêmement glissant dédié au fist : si vous avez besoin de conseils pour choisir votre gel à fist lisez le chapitre dédié dans ce livre.

De même, privilégiez des gants longs lavables en latex pour éviter les frottements ou les blessures dues aux aspérités.

Enfin oubliez les légendes urbaines : le fist ne provoque pas l'incontinence et l'anus se referme toujours après le fist.

L'intestin et l'anus sont bordés de muscles, ils se contractent automatiquement quand la main et le bras sortent. La nature a horreur du vide.

Que faire en cas de problème ?

S'il y a un peu de sang mais pas de douleur alors vous avez irrité ou blessé l'intestin ou l'anus. Attendez que ça cicatrise.

S'il y a un peu de sang et une douleur, voyez votre médecin au plus vite et décrivez lui honnêtement ce qui s'est passé.

S'il y a du sang, qu'il coule sans s'arrêter et que la douleur est la, foncez aux urgences.

Le fist profond est-il dangereux ? S'il est bien pratiqué, le fist profond n'est pas dangereux !

28. Comment utiliser des plugs et des godes pour agrandir son anus ?

Vous avez envie de vous faire fister ? Mais votre anus est trop serré ?
Il existe une méthode infailllible pour agrandir et détendre vos muscles anaux centimètres par centimètres : les sextoys, notamment le godemichet et le plug anal.

Voici le chapitre pour utiliser des plugs et des godes pour agrandir son anus.

Avant de commencer, assurez-vous que le problème n'est pas physique.
Il est possible que votre bassin soit trop étroit et qu'anatomiquement vous ne puissiez pas vous faire fister.

Cela arrive et il n'y a rien à faire.

Dans le guide du fist anal nous vous expliquons comment se faire fister.

Dans celui-ci nous allons vous expliquer l'étape précédente, la détente des muscles anaux.

Faut-il choisir un gros godemiché ou un plug anal géant ?

Tout dépend de votre objectif.
Souhaitez-vous être fisté par un poing ou voulez-vous un fist anal profond avec le poing ET le bras
?

La seconde option, le fist extrême, est la plus dure à atteindre mais aussi la plus dangereuse pour le corps, elle nécessite beaucoup de doigté et de douceur. Il faut travailler sur la longueur ET la largeur.

Que vous vouliez vous faire fister par un poing ou profondément par un poing et un avant bras, il faut commencer à la base et vous entrainer toutes les semaines.

Pour réconcilier tout le monde, il existe des plugs assez longs mais aussi des moulages de main et d'avant bras qui peuvent être utilisés comme énorme plug géant et comme godemichet XXL.

L'objectif pour se faire fister en profondeur est de parvenir à accueillir sans problème dans votre anus un sextoy compris entre 8 et 10 centimètres de diamètre, soit la taille d'un poing fermé et d'une longueur de plus de 30 centimètres.

Oui, vous pourriez utiliser des légumes pour le fist comme la carotte, le concombre, la courgette ou des fruits comme la banane.

Les fruits et légumes aident à agrandir votre anus mais ils peuvent se briser : bon courage pour aller les chercher au fond de votre anus.

Ensuite les légumes et les fruits n'ont pas de base large, ils peuvent être aspirer par les muscles de votre anus. Vous aurez ensuite du mal à les expulser, cela peut être douloureux et long.

Enfin les fruits et légumes pourrissent et ne sentent pas bon, vous devrez racheter régulièrement des produits frais pour votre fist, utilisez des capotes et plus de gel qu'avec un sextoy classique.
Et vous jetterez de la nourriture à la poubelle.

Vous parviendrez peu ou prou au même budget qu'avec les sextoys.
Sans compter les soirs ou vous oublierez de faire vos courses : vous ne pourrez pas pratiquer la dilatation anale et serez frustré.
Mieux vaut utiliser des plugs et des godes pour agrandir son anus.

Quels sont les plugs à utiliser par ordre croissant pour agrandir son anus et parvenir à se faire fister ?

Pour agrandir votre anus et parvenir à vous faire fister, utilisez un plug anal classique.

Un plug gonflable pourrait paraître une bonne idée de prime abord mais vous risquez de vous faire mal en voulant aller trop vite en besogne et de provoquer une déchirure anale.

En outre vous ne savez jamais à quel point votre anus est dilaté ni quelle taille vous atteignez.
Le plug est en vous et il doit être dégonflé pour sortir.
Comment saurez-vous quand vous êtes prêts à vous faire fister ?

Avant d'acheter un plug anal pour agrandir son anus, demandez-vous quel est le diamètre du plus gros sexe qui vous a jamais sodomisé.

Si vous n'en avez aucune idée, commencez par acheter un plug anal de 3,5 cm de diamètre.

Ce sextoy parait petit de prime abord mais si vous vous exercez à le porter pendant 15 ou 20 minutes tous les soirs, en faisant vos courses ou en promenant votre chien, vous verrez que sa taille est très satisfaisante.

Progressez par étape. Une fois que vos fesses prennent facilement le modèle de 3,5 cm de diamètre, augmentez la taille. Laissez vous le temps pour apprivoiser chaque plug anal.

Augmentez la taille de votre jouet pour la dilatation anale de 0,5 cm de diamètre et dirigez vous vers un plug pour homme de 4 cm de diamètre.
0,5 cm ça ne parait pas énorme sur le papier mais dans les faits les muscles de vos fesses sentent la différence de largeur.

Passez à un plug gay de 4,5 cm de diamètre : plus large, toujours aussi confortable, l'entrainement continue.

Et on monte encore, 4,5 cm c'est trop facile, vous le perdriez presque, alors il est temps de passer à ce plug anal transparent de 5 cm de diamètre. Ca commence à devenir plus ardu et vos muscles mettent plus de temps à s'adapter à votre nouveau plug anal pour agrandir l'anus.

Puis goûtez à un plug anal de 5,5 cm de diamètre : la on attaque les choses sérieuses et on se rapproche des gros plugs géants.

5,5 cm de diamètre, c'est déjà la taille d'un gros sexe et plus de la moitié du diamètre d'un poing moyen. Vous progressez !

Gardez le moral, car l'entrainement va sans doute commencer à vous lasser par sa répétition et vous semblez pénible.

La courbe de progression est lente, un peu comme quand vous apprenez à conduire, il y parfois des plateaux, des moments ou vous avez l'impression de stagner car votre corps a besoin de temps pour apprendre, mais au bout du bout, il y a la récompense : le fist !

On atteint le cap des 6 ! Et voilà 6 cm de diamètre pour ce plug gay translucide.
6 cm est une belle étape, motivez vous et récompensez vous quand vous l'aurez surmonté, c'est du vécu.

Passez ensuite au butt seeker un plug de 6,5 cm de diamètre.

C'est une étape capitale, car non seulement ce plug est large mais il mesure 28 cm de long. Et vous serez tenté de jouer avec sa longueur surprenante. Vous jouez désormais sur la largeur et la longueur, des sensations différentes mais in fine, du plaisir.

Ceci vous permettra de goûter partiellement au passage d'un petit poing et d'un bras en vous et de voir si vous appréciez cela.
Imaginez que vous vous faites fister par une personne de petite taille ou par Tyrion, le personnage de Games of Thrones.

Puis vient le moment de sortir l'artillerie lourde avec ce plug anal homme de 7 cm de diamètre : vous y êtes presque, plus qu'un petit centimètre ! Ca devient vraiment dur d'agrandir et d'assouplir votre anus, mais continuez.

Enfin le plug géant quasi ultime, le plug B-51 avec un diamètre de 8 cm. Si vous réussissez à le faire passer en vous et à jouer avec, c'est quasi gagné pour le fist !

Vous pouvez lui préférer le black fucker un gode en forme de main et avant bras de 8 cm de diamètre pour 39 cm de long : résolument démentiel mais il vous permettra de mieux appréhender les futures sensations d'un vrai fist.

La victoire est proche, offrez-vous une récompense. Il faut acheter le gode poing levé de la vcitoire de 9 cm de diamètre pour 26 cm de long. Un sextoy très réaliste, comme un vrai poing et un petit avant bras qui viennent vous fister profondément.

Et enfin le summum, le plug B 52 d'un diamètre de 10 cm : s'il passe, tout passe, y compris un poing et un bras ! Votre anus sera élastique et totalement prêt pour le fist.

Finalement, utiliser des plugs et des godes pour agrandir son anus c'est facile ! A condition d'y aller doucement, d'écouter son corps et de ne passer à un plug plus gros que quand on a complètement dominé le précédent.

N'hésitez pas à redescendre de 0,5 cm et à pratiquer plus longtemps avec un plug moins large si vous avez du mal avec le plug gay suivant, signe que votre anus n'est pas assez dilaté et a besoin d'être travaillé et élargi.

Enfin, ne vous fixez pas de buts trop ambitieux. Un défi pour un défi, c'est lassant et ça peut être néfaste.

Au bout d'un moment, vous jugerez que votre anus est adapté à la pratique du fist, vous aurez atteint votre objectif et vous cesserez l'entrainement.

Voilà pour la théorie, passons à la pratique.

Quels mouvements effectuer pour élargir son anus ?

Voici quelques idées d'exercices pour rendre les séances d'entrainement moins pénibles et moins longues.

D'abord vous pouvez jouer avec le plug homme en le faisant entrer puis en poussant doucement sur vos muscles pour le faire ressortir avant de tenter de le faire entrer de nouveau sans vous aider des mains.

Cela vous aide à mieux contrôler vos muscles anaux et fessiers, vous les utiliserez lors du fist.

Ensuite vous pouvez enfiler un slip homme ou un jockstrap. Ainsi, vous vous amusez à tester les revêtements de vos fauteuils, de votre canapé. Et vous appréciez les sensations de plaisir quand vous vous asseyez ou que vous vous relevez et que votre plug bouge dans votre intimité.

Vous pouvez aussi vous lancez de petits défis : descendre ou monter les marches de votre immeuble, allez faire les courses avec votre plug anal sans le perdre.

Ceci suppose que le plug rentre déjà facilement en vous.

Enfin demandez à votre mec de jouer avec vous, de faire aller et venir le plug en vous, avec différentes vitesses et intensités. De quoi transformez votre entrainement en plaisir et, pourquoi pas, éjaculer.

Utiliser des plugs et des godes pour agrandir son anus c'est jouissif !

Quel gel lubrifiant utiliser pour faire glisser les sextoys ?

Ne lésinez pas sur la qualité du gel lubrifiant.
Vous allez solliciter votre anus très souvent, il doit rester en "pleine forme".

Il faut éviter les micro lésions et les lésions.

Ensuite votre lubrifiant doit être compatible avec les sextoys : ce n'est par exemple pas le cas de la graisse Crisco qui les détruit au fur et à mesure.

Prenez un <u>gel anal très glissant : le mister b load</u>.

Ou optez pour un <u>gel pour le fist : le H2O Boy Butter</u> avec une pompe pour l'étaler facilement.

Dernier choix, prenez un <u>gel lubrifiant biologique à l'aloe vera</u> pour préserver et hydrater vos muqueuses pendant vos exercices.

Cela aide votre anus à s'élargir et à mieux supporter les exercices.

Utiliser des plugs et des godes pour agrandir son anus ça peut être très glissant mais si et seulement si vous utilisez du gel !

Est-ce qu'il faut utiliser des capotes ?

J'aimerais bien vous dire "Non" mais cela suppose que vous <u>laviez et désinfectiez vos sextoys</u> à chaque fois que vous avez fini de jouer.

Ou que vous <u>fassiez un lavement</u> à chaque fois : trop long et les lavements systématiques sont mauvais pour votre santé.

Ce qui peut être long. Sauf si vous avez un lave vaisselle qui fait le boulot à votre place et que vous le faites fonctionner après chaque entrainement.

Investissez plutôt dans des capotes qui protégeront vos plugs des salissures. Prenez <u>une boite de 144 préservatifs en latex</u> ça vous fera du rab pour les moments ou vous faites l'amour !

En conclusion

Ce guide du fist est terminé, j'espère qu'il vous a été d'une grande aide et a répondu aux questions que vous vous posez sur cette pratique sexuelle.

N'hésitez pas à laisser des commentaires sur la page de ce livre et à le noter.
Vous pouvez aussi découvrir mes autres ouvrages disponibles sur Amazon !

Vous êtes parvenus au bout de ce guide, félicitations, en récompense, j'ai négocié pour vous une remise de 10% valable sur https://www.sexeshopgay.com pour acheter votre matériel. Vos gants, votre graisse à fist, votre poire à lavement

Pour en bénéficier, tapez le code FIDEL10 lors de votre commande.

Ce site propose un grand choix de produits de qualité, ils ne m'ont jamais déçu, je vous les recommande.